自體照料免求醫
完全手冊

劉燁，劉富海 主編

U0075416

我們的身體就像一台精密的儀器，需要專門的說明書
絕不能隨意擺弄、干擾，久之，總會生出些問題來。

人體需要一本正確的身體使用手冊，
許多疾病，是我們過度、錯誤使用身體的緣故。

崧燁文化

目錄

內容提要

　　本書較全面地研究了身體的各項機能，並加以科學性的引導。全書分為兩個部分：即身體外部系統與身體內部系統。身體外部系統包括：頭、頭髮、眼睛、鼻子、耳朵、口腔、咽喉、乳房、手、足、生殖器官、皮膚、身材等；身體內部系統包括：腦、神經、心臟、血管、血液、肺、肝、腎、胃、脾、胰、膽囊、闌尾等。

　　可以說，本書是一本真正的對身體各部位的使用說明。作者在書中首次使用了一種易於接受和理解的闡釋語言，合理而系統性地向人們介紹了人體的機能以及一些常見疾病出現的原因，同時提出了一些自己獨到的觀點，從身體結構、疾病訊號、疾病預防、健康習慣、身體保養、健康錯誤觀念等方面一一闡述。最後總結了一套切實可行的系統方法，為讀者奉上一份良好的身體使用說明書。

　　閱讀本書會讓我們對身體的知識有一個全面性的瞭解，讓我們使用身體就像操作電腦一樣簡單愉悅！

序言

近年來，各式各樣的保健食品風行，令人眼花繚亂。然而，事實如何呢？專家醫療體檢隊曾為數家企業員工進行體驗，五千三百二十四名員工中有八十％左右有各種疾病，其中高血壓、高血脂、糖尿病等慢性病居多，發病年齡大大提前，很多人在三十至四十歲之間。美國醫療保健機構對一萬人做了調查，結果顯示有八五％以上的人用一知半解的醫學知識對抗疾病，許多藥物、醫療手段對身體產生了不良影響，使身體的某些功能受到了阻礙，造成了各式各樣的疾病。藥物風行，人體的抵抗力卻不斷下降，這不能不引起我們的重視。那麼，問題究竟出在哪裡呢？

本書為讀者作了詳細的解答。書中指出：「是藥三分毒」，即使是天然的藥物，有時也會為身體帶來不良的影響；許多疾病，是由於我們對自己身體不瞭解的緣故造成的；身體自身有各種功能，依靠這些功能，身體完全可以自行修復……。

事實上，我們需要的不是靈丹妙藥，而是一本準確實用的身體使用手冊，只要依照手冊的操作說明去做，身體便能遠離疾病，保持健康。

本書全面地研究了身體的各項機能，並加以科學的引導。全書分為兩個部分：即身體外部系統與身體內部系統。身體外部系統包括：頭、頭髮、眼睛、鼻子、耳朵、口腔、咽喉、乳房、手、足、生殖器官、皮膚、身材等；身體內部系統包括：腦、神經、心臟、血管、血液、肺、肝、腎、胃、脾、胰、膽囊、闌尾等。

可以說，本書是一本真正對身體各部位的使用說明。作者在本書中首次使用了一種易於接受和理解的闡釋語言，科學而系統地向人們介紹了人體的機能以及一些常見疾病出現的原因，同時提出了一些自己獨到的觀點，從身體結構、疾病信號、疾病預防、健康習慣、身體保養、健康錯誤觀念等方面一一闡述，最後總結了一套切實可行的系統方法，為讀者奉上一份良好的身體使用說明書。

閱讀本書會讓我們對身體的知識有一個全面的瞭解，讓我們使用身體就像操作電腦一樣簡單愉悅！

劉燁

身體外部系統

身體的內部與外部是統一的，一旦內部有什麼變化，外部就會有相應的反映。因此，只要我們充分瞭解有關身體外部系統的知識，我們就能更準確地瞭解身體內部各個部分的狀況，及時地發現身體存在的問題，有效地保護身體的健康。

頭

人的頭部外表有眼、耳、口、鼻等，頭部的內部有顱腔，人的大腦、小腦就在顱腔中。人的頭部是整個人體的指揮系統，可稱為「人體的司令部」。

頭部的主要組織

頭是人體最重要的部位，這不僅是因為其高高在上，更重要的是因為其功能和作用。

頭部有著腦這一最大的神經中樞，有著五官中眼、耳、口、鼻、喉的前四個。喉屬於頭和頸的連接處。

眼是人最重要的視覺器官，也是最能讓人感受到其不適或病變的視覺器官。人眼視覺器官包括眼球、視覺傳導通路和附屬器。

耳是人的聽覺器官，耳由外耳、中耳、內耳三部分構成。

口腔是消化道以及消化系統的起始部分。參與消化過程，協助發音和言語動作，具有感覺功能，並能輔助呼吸，具有重要的生理意義，是人們日常生活中從事各項社會活動必不可少的器官。

鼻是呼吸道的起始部分，能淨化吸入的空氣並調節空氣溫度和濕度。它是最重要的嗅覺器官，還可輔助發音。鼻包括外鼻、鼻腔和鼻竇三個部分。

頭皮是覆蓋於顱骨之外的軟組織，在解剖學上可分為五層：

皮膚層：較身體其他部位皮膚厚而緻密，含有大量毛囊、皮脂腺和汗腺以及豐富的血管和淋巴管，外傷時出血多，但癒合較快。

結締組織層：由脂肪和粗大而垂直的纖維束構成，與皮膚層和帽狀腱膜層均由短纖維緊密相連，是結合成頭皮的關鍵，並富含血管神經。

帽狀腱膜層：帽狀腱膜層為覆蓋於顱頂上部的大片腱膜結構，前連於額肌，後連於枕肌，且堅韌有張力。

疏鬆結締組織：由纖細而疏鬆的結締組織構成。

骨膜：緊貼顱骨外，可自顱骨表面剝離。

頭部由二十四塊骨骼組成，其中腦顱八塊，面顱十六塊，除下顎骨能活動外，其他的骨架是固定的，形成一個堅固的顱腔。眼眶以上為額骨，額骨以上為頭蓋骨，兩側向後與顳骨相連。顴骨上連額骨，下接頜骨，橫接耳孔。上頜形成牙床，鼻骨形成鼻梁，眼眶圍於顴骨、鼻骨與額骨之中。下顎骨像個馬蹄形，上端與顳骨部分連接，透過咬肌的作用，可以上下活動。頭顱骨本身是不能活動的。

頭骨處於相對固定不變的狀態，但依附在頭骨上的肌肉卻富於變化，會呈現各種形狀的起伏，牽動著人的頭部運動和臉部表情的產生。面部肌肉分為運動肌和表情肌兩大類，運動肌主管下顎骨的活動，如咀嚼肌、唇三角肌、下顎骨肌、顳肌等；表情肌主管面部的表情，如額肌、皺眉肌、眼輪匝肌、上唇方肌、口輪匝肌、下唇方肌等。頭部肌肉與頸部肌肉緊密相連。

除下額骨和舌骨外，頭部其他二十一塊頭骨都借縫或軟骨結合或骨結合構成一個牢固的整體，稱為顱。通常將組成腦顱腔的骨骼稱為顱骨。

遠離頭痛的十個小祕方

頭痛作為一種臨床症狀是十分常見的，每個人在一生中可能都有過頭痛的經驗。在臨床工作中，以頭痛作為就診原因者是極為多見的，在神經科門診中就更為常見了。

以下是醫學專家為我們提供的十個遠離頭痛小祕方：

（1）多喝水

在生理期，許多女性都會有頭疼的狀況發生，這可能是經期症候群的一種表現，解決的辦法也很簡單，從生理期快要來臨時開始，一直到生理期之間，要比平常喝更多的水，這樣有助於避免發生生理期的頭痛。

（2）準時用餐

省略或延遲用餐皆可能引起頭痛。錯過一餐，會引起肌肉緊繃，而當飢餓引起血糖降低時，腦部的血管會收縮。當你再度進食時，會使這些血管擴張而引發頭痛。如果改成少食多餐，則會對緩解頭痛很有好處。

（3）注意補鎂

鎂具有調節血流和放鬆肌肉的神奇效果。如果身體缺少一點點鎂，都可能引發頭疼。怎麼知道自己缺不缺鎂？除了頭痛外，如果你的腿會在睡覺時經常痙攣抽筋，並且很難入睡，手和腳經常有針灸感，那就要考慮是否缺少鎂了。多吃穀類食物和堅果，可以有效地補充鎂。但要注意，如果鎂補多了有可能會出現腹瀉的副作用。

（4）避免代糖

在許多食物中，我們都會發現許多代糖類的食品添加劑，如阿斯巴甜等，研究發現，這些代糖可能會過度刺激或干擾神經末梢，增加使肌肉緊張的神經毒物。許多對阿斯巴甜過敏的人，只要進食一點此類食物，就可能頭痛欲裂。

（5）照常運動

如果頭痛的情形不太嚴重，運動將有助於改善你的狀況。假使你有輕微的緊繃性頭痛，運動則可以幫助你完全消除。但若頭痛劇烈，切勿運動，以免情況更糟，尤其是偏頭痛患者。

（6）頭痛時不妨試試梳頭

梳頭對神經性頭痛的人十分有效。清晨起床後，閉目而坐，以前額正中至頭頂部為中心線，用梳子先在頭的左半邊，從前額髮際向後梳至後頸部

五十次，然後再以同樣的方法梳理頭的右半邊五十次。梳頭時用力要適中，以不覺頭皮疼為宜。晚上睡覺之前，再以同樣的方法梳頭一次。

（7）小心 3C 食物

所謂 3C 食物，指的是起司（Cheese）、巧克力（Chocolate）和柑橘類食物（Citrous Fruit），它們也許是一些人眼裡的美味佳餚，但也可能是某些人的災星，因為它們都含有一種名為酪氨酸的物質，它會造成血管痙攣，由此而導致頭痛的產生。

（8）按摩穴位

緩解頭疼可按摩兩個主要的穴位，一個是在手掌，拇指與食指相連的部位，需要用力壓至有輕微的痛感為止，另一個是在頸後的脊椎兩側，用兩個拇指同時施壓會減輕頭痛。

（9）戒菸、少喝酒

吸菸是頭痛的一大誘因，因此若想遠離頭痛就必須戒菸。而所有酒精類飲料都可能引發頭痛，特別是紅酒含有更多誘發頭痛的化學物質。啤酒也是讓許多人頭痛的因素之一。

（10）勤做肩頸運動

頸部疼痛可能會造成偏頭痛，甚至是從未有過偏頭痛問題的人。研究發現，頸部和肩部肌肉的某些部位承受壓力時，會加劇偏頭痛。上班族電腦用得多，要注意螢幕和座椅的高度、坐姿等，至少每工作五十分鐘，休息十分鐘，望向遠處、活動肩頸。

▲你知道嗎？據統計，因頭痛而來神經科門診就診者，占就診人數的三〇％至四〇％。流行病學調查結果表明，七〇％的人曾有過頭痛，二〇％的人曾因頭痛而就診。

頭部皮膚保健

　　頭髮和頭部皮膚，就像植物與土壤，只有豐沃的土壤才能培育出茂盛的草木，同樣地，健康的頭部皮膚才是擁有動人秀髮的關鍵，沒有健康的頭部皮膚就不會有健康的頭髮。

　　（1）頭部皮膚的結構

　　頭部皮膚有三層：表皮、真皮和皮下結締組織，每一層都有不同的作用，它們共同組成一個複雜的系統，保護頭部，並為頭髮的生長提供必需的營養。

　　表皮層由三種細胞構成，是防止外界侵害的保護層，並產生黑色素，預防紫外線對皮膚的損傷。

　　真皮層上的毛囊平均數目為十至十五萬，真皮層透過毛囊為頭髮提供養分，使頭髮富有彈性。表皮層和真皮層是維持頭髮生長最重要的頭皮層，也是進行頭部皮膚護理的重點。對這一區域的恰當護理能有效防止頭皮屑和頭癢的產生，使秀髮更滋潤。

　　皮下結締組織位於真皮層下，由較粗大的血管、神經和脂肪組織組成。血液循環的暢通能幫助頭髮生長得更黑、更粗。

　　（2）頭部皮膚的性質

　　頭部皮膚其實是人體皮膚的一部分，結構上與其他人體皮膚很相似，但要厚得多，因此有著特殊的護理要求。

　　（3）頭部皮膚的按摩

　　頭部皮膚按摩被公認為有助於刺激頭皮的血液循環，並促使頭髮生長。在洗髮時，可輕輕按摩整個頭部皮膚以除掉髒物及放鬆頭部皮膚。按摩時，不要忘記後部、頸部和耳後；也不要用指甲抓撓，要用手指腹輕輕揉搓。

　　（4）內與外的雙重平衡

　　經常洗頭，使用含有頭部皮膚滋潤配方的洗髮乳，給頭部皮膚創造一個良好的呼吸空間，可以有效預防頭皮屑和頭癢的產生，這都是從頭部皮膚的

外部環境著手進行護理，保持頭髮的良好平衡狀態。另一方面，影響頭部皮膚的內部環境也是非常重要的。一個身體羸弱的人不會有強健的體魄、紅潤的臉色，也很難擁有健康亮澤的秀髮。亮澤秀髮來自於健康體質，健康體質來自於身體各器官新陳代謝的平衡。

　　▲你知道嗎？影響新陳代謝平衡的因素有很多，較好地主觀努力是：養成健康的生活習慣、飲食均衡、睡眠充足、適當運動鍛鍊、保持良好的精神狀態等。

頭部保健操

　　頭部是人體最重要的組成部分，每天堅持做頭部保健操，能收到祛病強身的效果。

　　（1）五指梳頭

　　張開五指如梳，單手或雙手並用均可，從前額髮際處向後，經頭頂梳向頭髮後際，先慢後快，每次十至二十分鐘，早晚各一次。它集梳髮、按摩頭部、推拿穴位於一體，只要持之以恆，就能有利於生髮、烏髮、明目。

　　（2）揉捏耳廓

　　人體的經脈與耳朵有密切聯繫，每個臟器在耳部都有代表區，一旦某個臟器有病了，該臟器的代表區就會有反應點。每天早、晚捏耳廓十至二十次，刺激耳廓上的穴位，就能達到有病治病、無病強身的養生目的。

　　（3）叩齒運舌

　　每天早晚叩齒一次，即上下顎牙齒輕輕叩擊，每次叩一至二分鐘，可健齒、固齒、強腎。叩齒後即運舌二至三分鐘。其方法是用舌舔牙齒，有意識地將舌體前後、上下、左右反覆攪動，並嚥下津液。這樣能提高味覺細胞的敏感性，改善口腔內血液循環，增進食慾，有益人體健康。

（4）搓面鼓腮

每天早、晚洗臉後，用手上下反覆搓擦面部十至二十次，使皮膚發紅，然後反覆鼓動兩腮，堅持鍛鍊，可使面部皮膚保持張力，防止脂肪在下頦和面部的堆積，有利於面部防皺及美容。

（5）旋轉眼球

中國醫學認為，眼睛與人體各經絡聯繫緊密。因此，每天早晚旋轉眼球十至二十次，可促進血液循環，有明目健身的作用。

（6）擺頭點頭

整個頭部從左到右，再從右到左來回擺動九下；然後再進行上下點頭九下，這是預防頸椎病的有效方法。

（7）頭皮按摩

頭皮按摩是保養頭髮、健腦保健最有效的一種方法。按摩頭皮可促進頭皮的血液循環，鬆弛緊張的心情，促進頭髮的新陳代謝，幫助緊繃的頭皮鬆弛，進而促進頭髮的成長及健康。一般正常的頭皮一週可利用洗頭按摩一次即可。

（8）頭部穴位按摩

即對頭部百會、印堂、太陽、風池等二十三個穴位進行重按輕揉，按摩十餘下左右，堅持每三天或一週進行一次，對人體健康是大有好處的。

▲你知道嗎？經常做頭部刮痧可以促進頭部血液循環，消除疲勞、消除頭疼、改善大腦供血，很多老人都以梳頭的方法來達到保健的效果。

人體要害部位：太陽穴

太陽穴在耳廓前面，前額兩側，外眼角延長線的上方。太陽穴是人體的要害部位。

（1）太陽穴是顱骨骨板最薄弱的部位

太陽穴的位置是顱頂骨、顴骨、蝶骨及顳骨的交匯之處，稱為「翼點」或「翼縫」。此處是顱骨骨板最薄，而且骨質脆弱的部位。顱骨為一層堅硬的骨板，對腦起著保護作用。顱骨骨板各處薄厚不一，平均厚度為 5 公分，最厚處為一公分。而太陽穴處的骨板厚度僅為 1 至 2 公分，是顱骨最薄弱的部分，受到撞擊或擠壓，很容易形成骨折。骨折後會直接影響腦的功能。

（2）太陽穴深層顱內有眾多的出血來源

在顱內的這一部位，血管分布相當豐富，因此構成了眾多的顱內出血來源。起於頜內動脈的腦膜中動脈，在硬腦膜外沿顳骨鱗狀部向上行走，並在太陽穴處的顳骨鱗狀部分支為腦膜中動脈前、後兩支。同時，腦膜中靜脈也與腦膜中動脈相伴行。在顱內更深一層的硬腦膜下，還分布有大腦顳葉的皮質動、靜脈。

太陽穴遭重力打擊，不僅可以因顱骨顳鱗部骨折而損傷腦膜中動脈，而且常常可以在顱骨完整的情況下損傷腦膜中動、靜脈，在中顱窩基底部形成硬膜外血腫。腦膜中動脈破裂形成血腫，不僅十分迅速，而且後果極為嚴重。腦膜中動脈破裂，可使人立即陷入昏迷，昏迷後的間歇清醒期極短，多則不足一小時，少則只有十分鐘，常常在損傷二小時後完全昏迷。如果傷後六小時仍不能有效地制止出血，即可以致命。

腦膜中動脈的兩個前後分支損傷以及大腦顳葉皮質溝內的動脈損傷，會在腦膜的更深一層形成以顳區為中心的巨大顱內血腫。由於出血部位較深，因此，具有更大的危險性。

（3）太陽穴處的顳骨動脈溝和骨管構成了一個明顯的薄弱帶

由於腦膜中動脈緊貼顱骨下行走，因此在顳骨鱗狀部形成了非常特殊的解剖特點。太陽穴深層組織中的腦膜中動脈，在顳骨鱗狀部內面的骨板上形成了一條較深的骨溝——顳骨動脈溝。這條骨溝在本身就很薄的骨板上，構成了一條明顯的薄弱帶。打擊太陽穴，往往首先容易在這條骨溝上造成骨折，

而顳骨動脈溝處的骨折，又多容易累及骨溝內的腦膜中動脈損傷，引起顱內血腫。

腦膜中動脈前支則完全穿過骨板，在顳骨內面形成了一條長二公分左右的骨管。由於骨管的存在，使腦膜中動脈前支的一段被完全固定。當太陽穴遭外力打擊時，腦膜中動脈前支極易在骨管處撕裂。同時，顳骨骨折也很容易在骨管處形成，當骨折線橫跨骨管時，對血管造成的損傷以及由此而引起的顱內血腫，往往更為嚴重。

因此，在頭部兩側的太陽穴，實際上構成了一個致命的危險區，即以顳骨顳鱗部為中心的顳骨骨折多發區和以大腦顳葉為中心的顱內血腫多發區。

（4）為什麼打擊太陽穴容易破壞人的平衡機能

太陽穴深層腦組織是大腦顳葉，顳葉是大腦皮層的聽覺訊息中樞。聽覺訊息中樞支配著人的前庭耳蝸神經，可以透過中耳感受聽覺、感受外界音響的變化。同時，還可以透過內耳「前庭裝置」感受姿勢在空間的變化，並由此來調節全身肌肉的緊張度，維持身體平衡。因此，大腦皮層的這一區域除感受聽覺外，還控制著人的平衡感覺。

此外，太陽穴皮下又是「三叉神經」和「睫狀神經節」的彙集之處。三叉神經傳導頭面部感覺，是對痛覺最為敏感的腦神經，睫狀神經節是調節視力活動的重要神經節。

太陽穴一旦受到重力打擊，首先會震動大腦顳葉的聽覺訊息中樞，使前庭耳蝸神經受到強烈刺激，造成暫時性的平衡感覺喪失，全身肌肉緊張，調節紊亂，同時也會刺激太陽穴皮下的神經，使人頭暈、目眩、兩眼發黑，無法維持平衡。因而，以一般重力打擊太陽穴雖不至於造成顱腦損傷，但很容易將人擊倒。

▲你知道嗎？太陽穴在中醫經絡學上被稱為「經外奇穴」，也是最早被各家武術拳譜列為要害部位的「死穴」之一。少林拳中記載，太陽穴一經點中，「輕則昏厥，重則殞命」。現代醫學證明，打擊太陽穴，可致人於死或造成腦震盪使人意識喪失。

頭部外傷急救法

頭部外傷是生活中常見的外傷之一，由於頭皮血管豐富，往往小傷也出血較多，且由於頭髮遮蓋，不容易發現出血點，所以自我止血較為困難。有時頭部受傷之後會出現昏迷症狀，更是大意不得。

常見的頭部外傷有三種情況：頭皮擦傷、裂傷和腫塊。

頭皮擦傷：僅為頭皮表層部分的損傷，損傷處有少量出血或血水滲出。處理時先將傷處及其周圍的頭髮剪去，用肥皂水、再用生理食鹽水（可以自行配製，以一千毫升水中加入食鹽九克燒開便成）洗淨，抹乾，塗上紅藥水或紫藥水，一般不須包紮，如果損傷處泥沙、汙物較多，速到醫院處理為妥。

頭皮裂傷：由於頭皮血管豐富，有時出血來勢很猛，不易找到出血點。這時應注意在血跡最多的地方分開頭髮，認真察看，用手指壓迫出血點一側皮膚或壓住傷口周圍的皮膚，均可止血，也可用乾淨布壓迫傷口止血，並及時包紮好送醫院。

頭皮腫塊：外傷處表皮無損傷，僅是局部出現血腫或硬塊。此時，應儘早局部塗上食油或局部重壓包紮，防止腫塊擴大。切忌用跌打藥酒對局部進行外搽和按揉推拿。若已形成發紅的、觸之軟而且有水波感的包塊即血腫達二十四小時以後，可用熱敷以促進收縮，大血腫不易收縮者，禁止自行用針隨便穿刺放血，應由醫師進行處理。

如頭部外傷後出現昏迷，有的在受傷後即有意識喪失，神志不清，分兩種情況：一是昏迷時間很短，在幾分鐘到三十分鐘內清醒的多是腦震盪；有的無昏迷但對受傷前的事件記憶喪失，醫學上稱為逆行性遺忘，這類傷員要儘快送醫院治療。

送醫院前讓病人平臥，去掉枕頭，頭轉向一側，防止嘔吐時食物吸入氣管而致窒息。更不要捏人中或搖動頭部以求弄醒病人，這樣反會加重腦損傷和出血的程度。

一般來說，凡頭部外傷後，即使沒有什麼特殊的症狀也應該到醫院診治，進一步檢查並盡可能安靜休息二十四小時，認真觀察病情變化，以防萬一。

頭髮

頭髮能夠抵擋陽光中紫外線的直接照射和寒冷的侵襲，維持身體的正常溫度，保護頭皮及腦部免受外界的損傷。烏黑亮麗的頭髮是健美的標誌之一，令人容光煥發、倍增風采。

人體有多少根頭髮

人體頭髮平均有十二萬根，每根頭髮的生命期限大約是三年。頭髮由一種超乎尋常的材料生成，它的強韌度可以這樣展示：二千根頭髮集成一束，就能輕鬆承受三十公斤的重量！

一根頭髮的平均生長速度：每天〇·三公分；髮根在頭皮以下的深度：四公分；一根纖細的頭髮直徑：四十五微米；正常情況下，一根乾燥的頭髮能被拉長：三〇％；一根濕髮能被延伸的長度：五〇％；平均每天脫落的頭髮數量：五十至一百根；一根頭髮單獨能承受的平均重量：一百克；一平方公分的頭皮上平均長有：二百根頭髮。

通常每根頭髮的壽命，男性為二至四年，女性為三至六年。人類每根頭髮的新陳代謝週期不同，終會保持一定的量，每天脫落幾根，生出幾根都是正常的。

一天脫落五十至六十根頭髮應屬正常現象，過了五十歲以後，每天脫落一百五十根，頭髮漸漸變薄。所以，一天掉髮超過一百根雖然說是危險信號，但如果是短期的話仍不用擔心。若掉下來的頭髮前頭是尖的，則表示為不正常脫落，還沒到自然的脫落週期就脫落了。若頭髮日漸稀少，每天都脫落超過一百根，且持續二或三個月以上，就要想辦法了。

▲你知道嗎？頭髮的生長速度約為每年十二點七公分。在你的頭髮中，有些只有四個月的壽命，有些生長期卻長達四年。為什麼會有這麼大的差異呢？迄今為止仍是一個未解之謎。

頭髮──人體的健康檔案

眾所周知，微量元素對人體能否保持健康至關重要，某些微量元素的過多或過少，均與特定疾病有一定的關係。有幾十種微量元素可以隨著人體的新陳代謝進入毛髮，並長期不變地保存在毛髮中，直至毛髮脫落。

現代研究已經證實，缺碘地區人頭髮中碘的含量低於沿海地區人頭髮的碘含量；電鍍工人因工作中接觸較多鉻，故頭髮中鉻含量比較高；牙科醫生治療病人時常用汞（水銀），從工作環境中吸入較多的汞蒸氣，其頭髮中含汞量也就相對地較正常人高。

在患某些疾病時，患者頭髮中的微量元素也可能發生微妙的變化，例如糖尿病和心血管病患者頭髮中鉻的含量、高血壓患者頭髮中鎘和鉛的含量，以及癌症患者頭髮中鈮的含量均有不同程度的變化。髮內的微量元素含量隨著時間的推移，把多種微量元素含量情況，動態地全部「記錄」在案。有人對頭髮採取分段檢測，再根據頭髮的生長速度，能推算出若干時日前患者體內某種微量元素的大概情況，這是人體其他任何組織都辦不到的。

微量元素及有毒物質進入毛髮後能長期保持不變，而不像人體其他組織器官那樣，能進行生化變化。這種微量元素的原形狀態對疾病診斷、法醫鑑定及考古工作都有重要意義。

有關頭髮與人體健康的種種關係，已引起現代醫學家的濃厚興趣，研究還在進行中，從已知的事實而言，把頭髮看作是人體健康的檔案並不為過。

▲你知道嗎？頭髮對疾病診斷、法醫鑑定及考古工作都有重要意義，例如英國科學家透過對拿破崙一根頭髮的分析，推測死於一百五十多年前的拿破崙是砒霜（三氧化二砷）中毒致命的。

有關頭髮的六個疑問

（1）經常理髮會使頭髮變得更牢固，頭髮長得更快？

這種說法絕對是錯誤的，畢竟頭皮不是草坪。沒有人知道人們怎麼會有這種想法，或許是男性的鬍鬚讓人產生的誤解吧。但是，人臉上的毛髮與頭上的毛髮有很大不同，頭髮的生長次數與理髮的次數無關。

（2）髮梢分叉可以治療？

這種說法同樣不正確。最好的辦法是立刻去理髮，避免不必要的麻煩。

（3）帽子緊可能會造成脫髮？

這種說法正確。特別是對於男性來說，這是造成脫髮的原因之一。帽子過緊的話，會加快脫髮的速度。

（4）人會一夜白頭嗎？

這只是一種文學說法。頭髮顏色的不同源自人體的基因，頭髮顏色的變化是一個長期的過程。

（5）脫髮的原因是由於母體遺傳？

儘管還沒有證據表明這種遺傳會持續幾代，但脫髮的多數原因確實是由於基因遺傳。研究結果顯示，男性在十八至二十歲開始脫髮，而女性在步入四十五至五十五歲時才開始脫髮。

（6）頭皮屑具有傳染性？

這種說法絕對錯誤。每個人頭上都有微生物，正是這些微生物才導致頭皮屑的出現。但應注意，最好不要使用他人的梳子，因為他人的梳子可能會傳染一些嚴重的皮膚病。

▲你知道嗎？有人認為，頭皮屑使頭髮變得乾燥。其實，頭皮屑與頭皮乾燥是完全不同的兩回事。如果一個人有頭皮屑，這就意味著他的身體機能有問題。

頭髮乾枯怎麼辦

頭髮乾枯是指頭髮因失去水分和油脂的滋潤而導致頭髮乾枯易折斷、髮尾出現分叉的現象。而且，導致頭髮乾枯的原因很多。

首先，頭髮乾枯與人體內臟的功能密切相關。人體內氣血不足，內臟功能失調，都會使頭髮失去營養。除此之外，導致頭髮乾枯的原因還有營養不良、營養失調，如缺乏維生素 A 缺乏、蛋白質等，或是遺傳因素、空氣汙染的侵害、日曬以及陽光中紫外線的傷害、化學物質的傷害，例如染髮、燙髮、熱吹風等；還有長期睡眠不足和疲勞過度、吸菸過多等。

專家提醒，預防頭髮乾枯應該注意以下幾點：

（1）注意合理的飲食營養。常食用富含蛋白質和維生素 A、B 的食物，如核桃、芝麻、大棗、胡蘿蔔、青椒、菠菜、韭菜、油菜等。多吃水果、動物肝臟、蛋黃、魚類以及海帶、紫菜等含碘豐富的食品。

（2）少吃糖及脂肪類食物。常清潔頭髮，減少空氣汙染對頭髮的損害，不用鹼性過強的洗髮精，洗髮後使用合適的護髮劑。

（3）不過勤地燙髮，一年最多二次，當髮質狀況較差時不要燙髮、染髮。儘量不用吹風機吹頭髮，若使用，吹風溫度要儘量低，吹的時間儘量短，距離應保持在二十至三十公分。

（4）每二個月修剪一次分岔的髮梢，每天用梳子將頭髮梳理整齊，使油脂均勻分布於整根頭髮。

（5）不用塑膠材質的梳子，用木梳或骨製梳。夏季注意防曬，防止紫外線對頭髮的傷害。保持充足的睡眠，堅持運動。

▲你知道嗎？髮質枯黃且易脫落者，日常飲食中應多吃稻米、玉米、高粱、小麥、豆類；各種植物油、動物脂肪、蛋類、豆製品都能增加頭髮彈性；蔬菜、水果、花生米、核仁、瓜子、紅棗能增強頭髮色澤。

長髮消耗大量營養

長髮是女性的外部特徵之一，許多女性以長髮為美，但飄逸的長髮雖美，卻會耗費大量營養。

有關研究表明，頭髮每時每刻都在生長，都在消耗人體大量的營養。現代醫學和化學測試表明，人的頭髮中含有幾十種人體必需的營養成分，如鐵、

鋅、碘，以及各種維生素等。研究人員可以從一根頭髮中測試出某人的血型，化驗出血液的各項指標，這都說明頭髮確實吸收了人體的各種營養。如果人體供給頭髮的營養太少，就會出現髮質枯萎，甚至脫落的現象。

相關測試顯示，供給頭髮的營養一分鐘也不能停止，日積月累，被頭髮消耗掉的營養難以計算。如果人體供給頭部的營養過多地被頭髮吸收，腦部的營養相對就會減少。長年累月下去，就會使腦部營養缺乏。腦部營養缺乏會直接導致頭暈，因此，在一般情況下，女性比男性患頭暈病的多。

頭髮燙過之後如何保養

燙髮雖然為女性提供了更多的美麗方式，但燙髮用的化學藥水容易損傷頭皮，加上電熱處理，會使頭髮變黃、變脆、折斷脫落，進而引起頭髮的一系列問題。這時可從以下幾個方面來護理：

（1）洗髮護髮

選擇品質較好的（鹼性低的）洗髮乳洗髮，然後用護髮素加以養護，以保持頭髮質地柔軟，蓬鬆光亮。

（2）定期熱油護理

最好每隔一個月對頭髮做一次熱油護理，在熱油護理時將護髮油均勻地抹在頭髮上，並使頭髮保持蓬鬆自然狀態。

（3）燙染分開

燙髮、染髮最好不要同時進行，因為燙髮劑和染髮劑都含有較多的化學成分，雙重傷害，對頭髮傷害更大。在非染不可的情況下，將染髮劑倒在頭髮上用手輕輕揉搓，切勿用梳子反覆梳理頭髮。

（4）時間間隔

對新燙的髮型不滿意，有人會重燙一次或要求髮型師恢復原樣，殊不知，這樣對頭髮的傷害更大。若實在想重來一次，兩次燙髮的時間最好間隔半個

月以上；而首次燙髮的人，燙髮時間應盡可能縮短，同時與第二次燙髮的時間間隔半年以上為佳。

▲你知道嗎？濕髮是最脆弱的，最好不要去碰它，更不宜用吹風機來吹。否則用不了多久，頭髮就會有嚴重的乾枯、分岔出現，而且容易出現斷髮，最好的方法是自然涼乾。

頭髮為什麼會變白

垂暮之年，白髮蒼蒼。髮色的改變，已成為老年的顯著標誌之一。為什麼頭髮會因為年老而改變它的色澤呢？原因在於頭髮中色素的變化。

在顯微鏡下觀察，頭髮的中心是些方形的細胞；環繞這些方形細胞的，是些狀似紡錘的角質細胞群，它們的體內含著眾多的黑素顆粒，頭髮的顏色即源於此。頭髮的最外層，是通體透明的角質細胞，成魚鱗狀排列，它們不過起外套的作用罷了。

頭髮內所含的黑素，是帶色的顆粒。它們由黑素細胞吸取一種名叫「酪氨酸」的蛋白質，經過酪氨酸酶的化學作用，幾經變化，成為褐黑色的粒子。頭髮內帶著這種色素，根據色素的多寡、分布的不同，於是出現了形形色色的頭髮顏色。

老人全身機能日趨衰退，其黑素生 成的功能也不例外。據研究，老年人酪氨酸酶雖還照常出現，但它的活力已經低下，不能旺盛地生產黑素。此外，製造黑素的母機——三黑素細胞的減少，以及黑素顆粒的日漸消失，使烏黑的頭髮成為灰白一片。如果等到黑素完全消失，或者在滿含黑素的那些細胞體內，鑽進來了一些空泡，那麼，頭髮就全部變白，連灰色都銷聲匿跡了。

其實，灰髮（按照習慣的稱法，是花白頭髮或花白鬍子）既會出現在老人身上，也可能出現在少年身上，這與遺傳有關。一般來說，人體的頭髮先是兩鬢斑白，其後上延及頂；然後是鬍子，最後蔓延至身體其他部位。

不過，也有人認為頭髮的色澤與所含的微量元素種類有關。比如，烏黑的頭髮，可能除黑素之外，還有鐵和銅；金黃色的頭髮中含有銑；含有銅和

鈷會使髮色變成紅棕；甚至含銅過多，則成綠髮。至於灰白色頭髮的形成，有人認為鎳的增多是其原因。當然，這些都是說明髮色與所含元素的關係，說明不同人種有不同髮色的一個原因。老年白髮是否也包含這個因素，尚不得而知。

▲你知道嗎？飲食對頭髮有很大影響，過多地食用糖類、魚類、鹽類，都會造成早生白髮。一些微量元素和某些維生素缺乏，例如缺乏銅、鐵、維生素 B1、維生素 B2、菸鹼酸、胡蘿蔔素等，都會使頭髮變白。

眼睛

眼睛是我們觀察世界、感受美好生活的窗戶，是我們接受外界訊息最重要的器官，也是身體健康的一個重要組成部分。掌握正確的眼睛保健知識，培養良好的用眼習慣，對眼部健康非常重要。

人體的照相機──眼睛

眼球是一對球形體，形狀像兩個帶柄的枇杷。眼球直徑大約二十四公分，眼球後面的兩根柄是視神經通向大腦的通道。視神經像火柴棒一樣粗細，由幾億根神經纖維組成，質地十分堅硬。眼球是由外圍的球壁與裡面的眼球內容物所組成，包括角膜、鞏膜、虹膜、睫狀體、脈絡膜、視網膜、視神經、水晶體和玻璃體。

眼球的結構和照相機很相似。

角膜。位於眼球前方，因本身是透明的，故光線射入之後可以產生有規律的屈折，聚結成焦點，相當於照相機的鏡頭。

鞏膜。連接角膜的後方，向後包繞整個眼球，結構比較堅牢，是不透明的，相當於照相機的外殼。

虹膜、睫狀體和脈絡膜。虹膜的位置在前方。睫狀體產生房水，調節水晶體。脈絡膜為眼球壁中間的一層，有豐富的血管及許多色素，能阻擋光線，相當於照相機的黑匣子。

瞳孔。虹膜中間一個圓形的洞。瞳孔大小隨光線強弱而變化，相當於照相機的光圈和快門。視網膜。緊貼在脈絡膜裡面，能夠對射入眼內的光線發生反應，相當於照相機的底片（眼睛裡視網膜上形成的物象和照相機底片上形成的物像一樣）。

視神經。連接眼球通向大腦的神經纖維組織。

水晶體。扁圓形的透明球體，位於虹膜後方，其形狀的變化由睫狀體調節，相當於照相機的調焦作用。

眼球的結構確實和照相機很相似，但是眼球的功能與照相機的功能相比，要精密精確得多。眼球不像照相機只能拍攝幾張照片，而是在一瞬間感受到無數次的實像刺激，並能迅速地轉變成一系列的視覺信號，使人們能看見外界目標的形狀、色彩與活動。所以說，眼球比照相機精密得多。有人說，把眼球比作一架高級的全自動攝影機較為妥當。事實上，在反應速度和自控程度方面，現有最先進的攝影機也難以和眼球相比。

▲你知道嗎？眼睛是人類的視覺器官，它負責捕捉光線並將它以波狀的形式傳輸到大腦，再由大腦轉譯為圖像，進而使人們對周圍的環境有一個清晰的瞭解。

如何保護眼睛

眼睛是人體最重要的器官之一，如果保護不好患了眼疾，就會妨礙視力甚至失明，也會影響工作和學習。保護眼睛的措施，隨著年齡的增長有所不同。

（1）胎兒時期：胎兒的眼睛，是在母體內隨著全身器官逐步發育形成的。保護胎兒的眼睛，主要是從孕婦方面著手。孕婦除了預防外傷，注意營養外，更重要的是及時預防和治療傳染病，尤其是在懷孕的前三個月內，最重要的是不要染上德國麻疹和重感冒，因為在妊娠期間患了這些病，小孩的眼睛常易發生嚴重的疾病，如先天性白內障等。

（2）乳兒時期：由出生到一周歲這段時間不要讓孩子看過強的光線，以防損傷視力；不要讓孩子看固定不變的東西，以免引起斜視。

（3）學齡前期：一至七周歲的兒童主要是玩耍，所以為了保護眼睛，必須注意選擇不帶刃以及沒有銳角的玩具；同時，家長要經常教育孩子，不要做危險的遊戲，看書時光線要充足，但應避開強烈的陽光，眼與書要保持一定的距離。如有斜視，應及時去醫院矯治，並要培養良好的衛生習慣，不用手指揉眼，不用別人的毛巾擦眼睛。

（4）學齡兒童：主要是看書的姿勢要正確，書與眼的距離要適宜，光線要充足，不要在走路或乘車時看書，同時要注意眼病的預防和治療。

（5）成人時期：成年人身體各部位已經基本發育成熟，眼睛也是這樣，所以對各種環境的適應能力也比較強了。這時保護眼睛，主要應從免受外傷方面注意，在各種活動中要遵守安全操作規則，同時要注意疾病的防治。

（6）老年期：最常發生的眼病是青光眼。這種病很嚴重，有時突然爆發，視力急速降低，並伴有頭痛、噁心、嘔吐，視物如在雲霧中等症狀，如果治療不當，可能完全失明。有的時候青光眼病症發展速度緩慢，起初在晚上看燈時，會在眼前出現紅綠圈，有頭痛等不適症狀，慢慢地眼睛就壞了。年紀大的人如果發現上述症狀，應及時就醫。

▲你知道嗎？眼睛自身也有免疫功能，其主要是阻止外來微粒以及強光等刺激物進入眼睛。當眼睛受到這些刺激物的影響時，就會出現腫痛、發紅、發癢、灼熱、乾燥、過量流淚等反應，目的是力圖阻止刺激物傷害脆弱的眼睛。

近視預防須知

（1）提倡望遠訓練。少年時，眼球處於生長發育階段，調節力很強，每天可進行一定時間的望遠訓練。如清晨眺望遠處的建築物或樹木，或在夜晚辨認天空的星斗，還可以在日常休息時對遠處某一目標進行辨認，認真對待望遠訓練並持之以恆，對預防近視眼的發生和發展非常有益。

（2）讀書寫字時應堅持「二要」、「二不要」。「二要」：讀書寫字姿勢要端正，眼與書本距離應為三十至三十五公分；連續讀書一小時左右，應休息片刻或向遠處眺望一會兒。「二不要」：不要在光線微弱和直射的陽光下看書，不要邊吃飯邊看書；不要躺在床上、走路時或在晃動的車廂內看書。

（3）良好的家庭採光、照明。學習用的書桌要選擇室內採光最好的地方安放，光線從左前方來，為防止陽光直射桌面造成眩眼，應備有能開啟的窗簾。燈具的安裝要合理，如果有專供學習用的檯燈則更好。

（4）注意正確的讀寫姿勢。此外，如認真做眼睛保健操，積極參加體育鍛鍊，使體格強壯，避免全身性疾病，都是有利於眼球的正常發育、保護視力的積極措施。

▲你知道嗎？甜食可能助長近視眼的發展。其原因是糖分在體內代謝時需要大量維生素 B1，糖分攝取過多，維生素 B1 就會顯得不足，而且體內的鈣質也會降低，這樣就造成了眼球彈力減弱，而造成近視的直接原因就是眼球彈力減弱。

眼睛保健操要常做

採取坐式或仰臥式均可，將兩眼自然閉合，然後依次按摩眼睛周圍的穴位。要求取穴準確、手法輕緩，以局部有酸脹感為度。

（1）揉天應穴：用雙手大拇指輕輕揉按天應穴（眉頭下面、眼眶外上角處）。

（2）擠按睛明穴：用一隻手的大拇指輕輕揉按睛明穴（鼻根部緊挨兩眼內眥處），先向下按，然後再向上擠。

（3）揉四白穴：用雙手食指揉按面頰中央部的四白穴（眼眶下緣正中直下一橫指處）。

（4）按太陽穴、輪刮眼眶：用雙手拇指按壓太陽穴（眉梢和外眼角的中間向後一橫指處），然後用彎曲的食指第二節內側面輕刮眼眶一圈，由內上

→ 外上→外下→內下，使眼眶周圍各穴位受到按摩。對於假性近視或預防近視眼度數的加深有好處。

　　做眼睛保健操可鬆弛眼部肌肉，促進眼部血液循環，滿足眼部充血的需要，使眼部得到充分的休息，讓眼睛乾淨、明亮、舒適。

隱形眼鏡配戴者用眼衛生

　　一些長期配戴隱形眼鏡的人都認為，隱形眼鏡一般都可以戴二年時間。但視光學研究顯示，軟性隱形眼鏡的壽命只有二千六百個小時，若以每天配戴十小時來計算，即每副隱形眼鏡只可配戴八點五個月。若隱形眼鏡配戴時間超過其使用壽命六個月，則有一半的隱形眼鏡會導致配戴者的眼睛出現問題，嚴重的還會導致角膜受損。

　　視光學研究專家指出，配戴隱形眼鏡的期限取決於人們每日配戴時間，所以正確配戴隱形眼鏡的做法應該是每年更換鏡片，以防因鏡片上的沉積物而導致出現毛病。多項研究顯示，隱形眼鏡配戴的時間越長，眼鏡出毛病的機率越高。

　　專家表示，即使人們按照隱形眼鏡的護理標準配戴，沉積物也無法完全清除，它會令鏡片透氧性變差，讓配戴者感到不適。配戴者一般難以察覺因眼鏡老化而出現的問題，除眼睛出現較多血絲外，因沉積物導致的敏感粒點及角膜輕微損傷均須檢查才能發現。

　　另外，配戴時也要講究正確的方法。

　　配戴時應先用肥皂水和清水洗淨雙手，然後用清潔液清洗鏡面，將隱形眼鏡放於食指上，輕輕放在角膜表面，注意不要眨眼睛。剛開始戴隱形眼鏡時會有些不舒服的感覺，甚至磨痛、流淚，通常幾分鐘後就慢慢適應了。

　　取出的隱形眼鏡必須保持清潔，避免細菌汙染，放入特製的浸泡液內保存，下次戴用前再用清潔液清洗乾淨。

　　在戴鏡期間如出現嚴重的持續性眼球發紅、疼痛、分泌物增多及視物模糊等症狀時，應立即停止戴鏡並及時到醫院檢查治療。

▲你知道嗎？人為何早上有「眼屎」？每一次的眨眼，眼淚都會被均勻地分布在眼睛上，這樣就能保持眼睛的濕潤。隨後，眼淚經過眼角的鼻淚管流入鼻中。夜間睡眠時，我們眨眼較少、較慢，並且還閉目。這樣眼液在眼角上乾結為小硬粒，這就是我們早上起床後所擦掉的「眼屎」。

電腦工作者用眼須知

長時間使用電腦會引起身體不適，特別是眼睛。具體可出現眼睛乾澀、視力模糊、頭痛、腰背痠痛、倦怠等，我們把這些表現稱為電腦視覺症候群。在眼科門診，這樣的病人正日益增多。為避免電腦視覺症候群，可從以下幾個方面做起：

（1）首先要定時休息，每使用電腦二小時要休息十至十五分鐘，此時可遠看窗外景觀，或轉動眼球、做眼睛保健操等，只要不集中在近距離用眼，都有休息效果。

（2）注意滋潤眼睛，多眨眼，調整眼睛和電腦螢幕之間的距離，一般保持在五十至七十公分左右。看電腦時最好應保持一個十五至二十度的下視角，這樣有助於減小眼球暴露的面積。避免工作座位在空調出風口處，還可以在座位附近放置茶水，增加周圍濕度。

（3）螢幕的亮度比周圍環境亮度略高，避免窗外光線和室內燈光在螢幕上造成反光。最好在螢幕前加裝螢幕防眩光片或使用護目鏡。螢幕有塵埃時，必須以電腦專用拭鏡紙擦拭，增加可視度。欲輸入的資料文稿儘量靠近螢幕放置，放大螢幕上所顯示的字體大小及行間距離，以便於閱讀，減少眼睛負擔。

（4）鍵盤和座椅的高度以令使用者舒適為宜，鍵盤應調整至打字時，前臂與地面平行；而電腦椅最好是有椅背、沒有扶手的調整式座椅，調整椅身至可讓你的腳平放在地面上的位置。椅面應微向前傾，以使脊椎挺直，大腿稍傾向地面。

（5）定期體檢，發現眼病儘早治療。如有近視、遠視、散光等屈光不正問題，要在醫生指導下戴鏡矯正。出現眼脹痛、流淚等明顯症狀時，應及時排除青光眼、角結膜炎等眼病。

（6）用熱毛巾或是手帕覆蓋於雙眼（同時閉上眼睛），每天一至二次，每次熱敷約十至十五分鐘。亦可以用大拇指輕按眼窩四周的骨頭，從眼窩上方內側開始，沿著骨頭向眼睛外側按摩，然後朝眼底往鼻子的方向移動。點抗眼疲勞眼藥水。

（7）經常鍛鍊。建議進行球類活動，如乒乓球、羽毛球、足球、高爾夫球等，當眼球追隨目標時，睫狀肌不斷地放鬆與收縮，以及眼外肌的協同作用，可以提高眼的血液灌注量，促進眼部新陳代謝，進而緩解眼睛疲勞。

▲你知道嗎？電腦桌面上的桌布暗一點，把螢幕的更新頻率調整為八十五赫茲，再在電腦旁邊放上一盆綠色植物，用眼時間久了看一下植物緩解一下，這些措施對電腦工作者的眼睛有益。

用眼禁忌

（1）忌近距離用眼

長時間的近距離用眼，眼調節功能的過度使用，沒有充足的剩餘調節力以供備用，這樣眼睛就容易疲勞，形成假性近視。久而久之，促使眼球前後徑變長，形成真性近視，視力嚴重減退，有的還發展成高度近視。長期過近距離用眼是近視形成的主要原因。

（2）忌連續長時間用眼

連續長時間用眼，使眼的視力負擔過重，沒有放鬆休息的時候，眼內外肌持續緊張，循環不良、眼壓增高造成痙攣而逐漸形成近視。

（3）忌走路、乘車時看書

走路時手會時常晃動，乘車時車會不時顛簸，書本與眼睛的距離就不斷發生變化，兩眼所看目標移動次數較多，視中樞收到的是個模糊影像。要想看清書上的字，就得把書本靠近眼睛。在近視環境當中，也必須不斷地改變

眼睛的調節度，才能看清字。眼內肌持續緊張，很容易引起視疲勞和調節痙攣。

（4）忌在強光或日光下看書、寫字

長期在強光下看書、寫字，眼內肌過度調節，會促使近視的發生和發展，強光對視網膜尤其是黃斑部造成損害，使視敏度下降，甚至引起永久性視力減退。長期在強烈的日光下看書、寫字，強烈的紫外線輻射還容易損害視角膜和水晶體。

（5）忌長時間看電視

長時間看電視是形成近視的重要原因。電視機顯像管輻射出的射線，可大量消耗視網膜中的視紫紅質。而現在人們與電視在一起的時間正日益加長，這對視力的損害極大。看電視時要特別注意保護眼睛。

（6）忌玩電子遊戲過度

電子遊戲機螢幕上閃爍的圖案極為刺眼，而且遊戲速度太快，變化不定，為了看清楚，眼睛睫狀肌需要不斷改變調節，這樣很容易引起視疲勞，有的還會造成頭昏眼花，視物模糊，最終形成近視或加深近視度數。

▲你知道嗎？正常人的結膜囊有十微升的正常淚液，最多還能容納二十微升的藥液，多餘的藥液在與淚液混合前已大部分溢出眼外。所以，一次給予兩滴以上的眼藥水，並不能增加結膜囊內的藥液量。

▋鼻子

正常人的鼻子能辨別四千種不同的氣味。訓練有素的鼻子，能夠辨別一萬種氣味。一般來說，女性的嗅覺比男性要靈敏。

鼻子的主要作用

鼻子位於面部中央，是人體呼吸道的大門，它有兩個鼻孔，鼻孔內有許多鼻毛。當人呼吸時鼻毛像個忠誠的衛士，對空氣進行仔細過濾，把灰塵擋

在外面，保證肺部和氣管的清潔。鼻腔內分泌許多黏液，能黏住溜進鼻孔內的灰塵和細菌。鼻腔還具有對吸入的冷空氣加溫的作用。

有些人睡覺時喜歡用嘴呼吸，這會使細菌進入呼吸道，引起咽喉、氣管等處發生疾病。

鼻子還是嗅覺器官。據統計，在鼻子內壁僅五平方公分大小的地方，就分布著一千多萬個嗅覺細胞，它們和人的大腦相聯繫。這樣，鼻子就能夠很靈敏地辨別幾千種氣味。

人在呼吸時，鼻毛會把空氣裡的灰塵等髒東西擋住。而常挖鼻孔，容易把鼻毛挖掉，這樣會使人體染上疾病，所以，不宜多挖鼻孔。

▲你知道嗎？人呼吸時是用左右鼻孔交替地呼吸。當我們呼吸時，即使我們不能自覺地意識到，但我們真的是用左右鼻孔交替進行呼吸的。然而，左右鼻孔交替呼吸的時間因人而異。

鼻子按摩四法

（1）鼻外按摩

用左手或右手的拇指與食指，夾住鼻根兩側並用力向下拉，由上至下連拉十二次。這樣拉動鼻部，可促進鼻黏膜的血液循環，有利於正常分泌鼻黏液。

（2）鼻內按摩

將拇指和食指分別伸入左右鼻腔內，夾住鼻中隔軟骨輕輕向下拉若干次。此法既可增加鼻黏膜的抗病能力，預防感冒和鼻炎，又能使鼻腔濕潤，保持黏膜正常。在冬春季，能有效地減輕冷空氣對肺部的刺激，減少咳嗽之類疾病的發生，增加耐寒能力，拉動鼻中隔軟骨，還有利於防治萎縮性鼻炎。

（3）迎香穴按摩

以左右手的中指或食指點按迎香穴（在鼻翼旁的法令紋凹陷處）若干次。因為在迎香穴位有面部動、靜脈及眼眶下動、靜脈的分支，是面部神經和眼

眶下神經的吻合處。按摩此穴不但有助於改善局部血液循環，防治鼻病，還能防治面部神經麻痺症。

（4）印堂穴按摩

用拇指和食指、中指的指腹點按印堂穴（在兩眉中間）十二次，也可用兩手中指，一左一右交替按摩印堂穴。此法可增強鼻黏膜上皮細胞的增生能力，並能刺激嗅覺細胞，使嗅覺靈敏，還能預防感冒和呼吸道疾病。

▲你知道嗎？英格蘭國王喬治三世認為，鼻子對人而言非同小可。他認為嗅覺能使一個人真正地陷入困境。他為此修改了法律，加進這樣一條條文：如果一個男人認為自己當年是因為被妻子的香水味所誘惑而步入了婚姻的殿堂，那麼他就有充分的理由可以提出離婚。

冬季鼻子保健須知

冬季是感冒的流行季節，為了預防傷風感冒時打噴嚏、鼻癢等症狀，可以經常按摩鼻部。方法是用兩手拇指外側相互摩擦，在有熱感時，以拇指外側沿鼻梁、鼻翼兩側上下按摩三十次左右，接著，按摩鼻翼兩側的迎香穴十五至二十次。手法由輕到重，但不要損傷皮膚。在早晨起床前、晚間睡覺前各按摩一次，其他空閒時間也可進行。此法可疏通經絡，增強局部氣血流通，大大加強鼻子的耐寒能力，可有效預防感冒和鼻病，亦能治療傷風，鼻塞不通。

我們每天用鼻子呼吸，吸入空氣中大量灰塵、細菌、二氧化硫等各種廢氣和病毒。如果經常洗鼻，可及時清除鼻腔內乾痂，會更好地使鼻腔發揮功能。方法：用掌心盛溫水或溫鹽水，低頭由鼻將其吸入，經口吐出或經鼻擤出，反覆數次，也可將溫生理食鹽水瓶吊高，連接輸液管，管口伸進鼻腔二至三公分，邊沖洗邊擤出。

一年四季都應提倡冷水洗鼻，尤其是早晨洗臉時，用冷水多洗幾次鼻，可改善鼻黏膜的血液循環，增強鼻對天氣變化的適應能力，預防感冒及呼吸道其他疾患。

　　此外，還要糾正一些不良習慣，如用手挖鼻孔、拔鼻毛或剪鼻毛等，因為損害鼻毛和鼻黏膜不但會影響鼻功能，引起鼻腔內化膿性感染，而且還可能引起顱內和耳的疾病。

　　▲你知道嗎？在人類的五種基本感覺中，嗅覺是最早隨年事增長而退化的。

鼻腔的清潔衛生不容忽視

　　刷牙、洗臉是人們日常生活中必不可少的衛生習慣，然而，鼻子的清洗往往會被人忽視，成為被遺忘的「角落」。

　　鼻腔是肺的空調和過濾器，它在防止病菌進入人體中起著舉足輕重的作用。鼻腔透過二十四小時不停地呼吸，在鼻腔黏膜和鼻纖毛上會沉積大量汙垢和細菌，與鼻炎、鼻竇炎等發炎和過敏性疾病的引發直接相關。據調查，在病毒性流感、上呼吸道感染、肺炎等呼吸系統的感染疾病中，八〇％是忽視鼻腔清潔引起的。

　　世界各國對鼻腔的保護進行了廣泛的研究，以鼻炎的防治為例，一直停留在口服藥和滴劑上，只能造成一時的緩解作用。口服藥要經過消化系統和血液循環系統到達患部，這個過程中大量有效藥物成分會流失掉，療效自然不佳。

　　使用滴劑，只能暫時緩解症狀，而且長期使用藥物也會產生耐藥性，尤其對少年兒童的生長發育，以及妊娠期婦女、中老年人群有一定的副作用。其實鼻腔最常見的症狀是骯髒和乾燥，最理想的狀態是清潔和濕潤，如透過溫水、溫鹽水、生理食鹽水或專用的鼻腔噴霧器，徹底清洗掉附著在鼻腔黏膜上的病菌和雜質，是可以預防和減緩各種呼吸道感染和鼻腔發炎發生的。

　　▲你知道嗎？據中國國家衛生部門的一項相關調查顯示，在病毒性流感、上呼吸道感染、肺炎等呼吸系統感染疾病中，八〇％是由鼻腔缺乏應有的保健引起的，「病從鼻入」應引起人們高度重視。

鼻出血時不宜仰頭

鼻出血為人體最常見的出血，以單側、前鼻流血為多。鼻出血可出現於各種年齡、時間和季節，多數出血可自止或將鼻捏緊後自止。然而，臨床發現，流鼻血的時候，很多人習慣把頭仰起，誤以為血不外流就是不出血，還有人甚至認為血是寶貴的，應當嚥下去再吸收。其實這些都是不正確的做法。

流鼻血時，正確的做法應當是：坐下來，全身放鬆，用手指壓著流鼻血的鼻子中部五至十分鐘（利用鼻翼壓迫易出血區）。患者頭部應保持直立位，頭低會引起頭部充血，頭仰則可能使血液流下咽部。口中的血液應盡量吐出，以免嚥下刺激胃部引起嘔吐。指壓期間用冷水袋（或濕毛巾）敷前額及後頸，可促使血管收縮，減少出血。

此法叫做指壓法，可作為臨時急救措施。如果仍不能止鼻血，則應及時請醫生檢查和治療。

▲你知道嗎？鼻中隔將鼻腔一分為二，形成鼻腔內側壁。鼻中隔黏膜前下方有十分豐富的血管分布，臨床上約有八五％以上的鼻出血好發部位正是此處。

鼻涕異常須警惕

正常的鼻涕一般為無異味的淡黃色液體，如出現異常，則可能是某些疾病的徵象：

（1）清鼻涕

多伴有頭昏、頭疼等症狀，鼻腔黏膜充血微紅，有水腫，常見於傷風感冒、上呼吸道感染、急性鼻炎等症。

（2）白色鼻涕

鼻涕呈白色黏液，伴有嗅覺減退、咽部乾痛、頭昏腦脹等，此為慢性鼻炎的表徵。

（3）黃色鼻涕

呈黃色膿性鼻涕，有臭味、黏稠，鼻腔黏膜增厚，有水腫或潰爛區，多是慢性鼻炎所致，或上呼吸道感染恢復期。

（4）黃綠色鼻涕

是萎縮性鼻炎的徵象，伴有鼻咽乾燥、分泌物不易排出、黏液腺減少，鼻腔內有大量黃綠色膿性分泌物積存，多見於二十至三十歲的女性。

（5）腥臭鼻涕

鼻涕有奇特的腥臭味，多是鼻竇炎的早期徵象。鼻竇炎是一種鼻竇黏膜化膿性發炎，分為慢性和急性兩種。急性鼻竇炎主要表現是：患感冒一週後，本應逐步痊癒，然而鼻涕卻流個不停，並逐漸增多，且多為膿涕，甚至有臭味，並伴有頭痛、發燒、鼻塞、怕冷、不喜進食及全身不適等。慢性鼻竇炎多是將急性鼻竇炎錯診為感冒延誤治療而形成的。其表現是流黃鼻涕、口鼻中有腥臭氣味、鼻塞、痰多。輕者無其他症狀，重者還伴有經常頭痛、記憶力差、精神不振、注意力不集中等。

（6）血性鼻涕

不明原因的鼻腔出血，有時血量很少，在鼻涕中有時呈小血塊狀，有時呈血絲狀。這是鼻腔癌的早期徵象，特別是青年人，如出現上述症狀應高度警惕。

▲你知道嗎？據研究，一個噴嚏能夠以高達每小時一百六十公里的速度，將微小的水珠在空氣中噴射到一點八公尺外的地方。

▌耳朵

耳朵是人體的聽覺器官，它包括外耳、中耳和內耳三個部分。中耳介於外耳和內耳之間，是傳導聲音的主要器官。

耳朵是怎樣聽到聲音的

人們的聽覺是靠耳朵完成的。耳朵的三個構成部分——外耳、中耳、內耳，既有分工，又有合作，缺一不可。

外耳由耳廓和外耳道構成。耳廓能將外界的聲音蒐集起來，透過耳道向內傳遞給中耳；中耳內有鼓膜和聽骨鏈，鼓膜是一個圓形的、很薄的膜，耳道送進來的聲音引起了鼓膜的振動（聲音實際上是一種振動的波，即聲波，如果附近有放炮聲，會引起我們的耳膜振動，這是聲波的作用），由於鼓膜的振動向內繼續傳遞給聽小骨，每隻耳朵內有三塊聽小骨，大的像一粒稻米，小的約一粒高粱，它是人們身上最小的骨頭，這三塊聽小骨由於形狀的巧妙，也叫做聽骨鏈，它能隨鼓膜送來的聲波振動，而且這個振動由於是鏈結構，所以能夠將聲波放大。

聽骨鏈的振動又繼續向內傳遞給內耳的耳蝸，耳蝸因形狀像蝸牛一樣而得名，它附有若干長短不等的聽毛，能根據聽小骨的振動分辨出各種不同的音色和音質，能分辨出音樂聲、貓叫聲（音質），能分辨出某個人的講話聲（音色），各種聲音透過耳蝸的分辨後，最終傳遞給大腦的聽神經，完成了聽的全部過程。

總之，人的耳朵是將外界的聲波，透過外耳和中耳的振動、傳遞、再振動、再傳遞，最終傳送給聽神經，任何部分發生故障，都可能致聾。

聲音在傳入內耳之前，任何一點受到阻礙都會引起聽力下降，這種聽力下降叫傳導性耳聾，如外耳道耳垢栓塞、瘤腫、慢性化膿性中耳炎等。

耳朵不宜掏

生活中，許多人常常掏耳朵，其實這樣做有很多害處，而且也是很危險的。

人的外耳道皮膚含有耵聹腺，能分泌一種淡黃色黏稠的物質稱為耵聹，俗稱「耳屎」，它像「哨兵」一樣守衛著外耳道的大門。這種物質有的遇空

氣乾燥後呈薄片狀，有的如黏稠的油脂。平時「藏」在外耳道內，具有保護外耳道皮膚和黏附外來物質（如灰塵、小飛蟲等）的作用。

外耳道皮膚比較嬌嫩，與軟骨膜連結比較緊密，皮下結締組織少，血液循環差，掏耳朵時如果用力不當容易引起外耳道損傷、感染，導致外耳道癰腫、發炎、潰爛，甚至造成耳朵疼痛難忍，影響張口和咀嚼。

經常掏耳朵還容易使外耳道皮膚角質層腫脹、阻塞毛囊，利於細菌生長。外耳道皮膚受破壞，長期慢性充血，反而容易刺激耵聹腺分泌，「耳屎」會越來越多。

長期掏耳朵慢性刺激還可能誘發外耳道乳頭狀瘤。另外，鼓膜是一層非常薄的膜，厚度僅約〇‧一公分，比紙厚不了多少，如果掏耳朵時稍不注意，掏耳勺就會傷及鼓膜或聽小骨，造成鼓膜穿孔，影響聽力。

耳垢平時藉助人的頭部活動、咀嚼食物、張口等動作多可自行排出，如果耳垢過多、過大或影響聽力，應到醫院就診檢查。

▲你知道嗎？兩性的聽力誰強誰弱？不可能予以明確回答。根據最新研究表明，女人容易從寂靜中分辨出高音調，而男人則能較好地辨別聲音從何處來。另外，女性在排卵期間聽力最敏銳。

常戴耳機損害聽力

常戴耳機會對聽力造成嚴重的損害。因為戴耳機使外耳道口處於封閉狀態，聲壓無緩衝和迴旋餘地，能直接損害聽覺功能。日本醫學家對一些熱衷於聽立體聲耳機的青少年進行聽力測驗，發現他們若年齡越小，收聽的音量越大，音響越高，時間越長，則對聽力的損害程度也越嚴重。連續每天使用超過二小時即可使聽力受到明顯損害。

配戴耳機致聽力損害的原因，主要是因其會破壞耳蝸基底膜上的毛細胞。當聲波振動到毛細胞，上面的「聽毛」即可發生彎曲、變形、刺激聽神經纖維，並傳到大腦皮質顳葉，才能產生聽覺。因此毛細胞是聽覺反射弧上的重要環節，如果毛細胞遭受損傷或破壞，聽力就會出現障礙，甚至產生全聾的惡果，

因為毛細胞受損後無法修復及再生。專家研究認為，由於音量過大引起聽力損害，雖然青少年時期表現並不明顯，但步入中年以後就顯得十分突出了。

經常戴耳機除損傷聽力外，還會引起頭暈、頭痛、煩躁不安、精力不集中、精神緊張、失眠多夢、記憶力減退、食慾不振、消化不良等一系列症候群。

常戴耳機者尤其是青少年，對使用耳機應有所控制。使用耳機時聲頻應調到可聽見最小音量，連續使用時間不宜超過一小時。不使用最好。

▲你知道嗎？耳機的聲頻通常是一百一十五分貝或更高，若人們經常處於九十分貝以上環境，易形成聽覺疲勞，久而久之則造成聽力損害。

耳朵進水怎麼辦

由於水有一定的張力，進入狹窄的外耳道後形成屏障而把外耳道分成兩段，又由於水的重力作用，使水屏障與鼓膜之間產生負壓，維持著水屏障兩邊壓力的平衡，使水不易自動流出。有時外耳道內有較大的耳垢阻塞，則水進入耳道後更易包裹於耳垢周圍而不易流出。耳內進水後會出現耳內閉悶，聽力下降，頭昏，十分不舒服，因此人們往往非常迫切想把水排出來。有人甚至用不乾淨的夾子、小鑰匙等掏耳，這樣雖然可僥倖將水屏障掏破，使水流出，但也易損傷外耳道甚至鼓膜，而導致耳部疾病。

耳內進水後應及時將水排出，最常見的方法是：

（1）單足跳躍法：患耳向下，借用水的重力作用，使水向下從外耳道流出。

（2）活動外耳道法：可連續用手掌壓迫耳屏或用手指牽拉耳廓；或反覆地做張口動作，活動顳頜關節，均可使外耳道皮膚不斷上下左右活動或改變水屏障的穩定性和壓力的平穩，使水向外從外耳道流出。

（3）外耳道清理法：用乾淨的細棉花棒輕輕探入外耳道，一旦接觸到水屏障時即可把水吸出。

　　由於游泳池或河水不乾淨，汙水入耳後易引起外耳道皮膚及鼓膜感染，或耳內進水後處理不當，常會引起耳病。因此，在耳朵進水一至二天內，如有耳深部痛、聽力下降、發燒等症狀，應及時到醫院就診。

耳朵裡響怎麼辦

　　僅僅自己聽到耳朵裡有嗡嗡、吱吱等各式各樣的響聲，而周圍環境中並無相應的聲源，這種情況俗稱耳鳴。

　　耳鳴表現各式各樣，有的為單側性，有的則為雙側性；有的間歇出現，有的持續不停；輕者安靜時方覺耳鳴，重者工作時都感到吵鬧不安。耳鳴的發病與疲勞、睡眠、月經週期，情緒因素、頭部血液循環狀態及內耳缺氧等都可能有關。

　　引起耳鳴的常見耳部疾病有外耳道炎、耳垢栓塞、急慢性中耳炎等，還有一些全身性疾病如高血壓、低血壓、糖尿病、貧血、營養不良等亦可能引起耳鳴。另外，過量使用了對耳有毒性作用的藥物如慶大黴素、鏈黴素或卡納黴素等，也會出現耳鳴和聽力下降。

　　對於耳鳴患者，首先要查明究竟屬於哪種原因引起，然後根據具體情況處理。過度疲勞者應注意休息、保證睡眠充足，菸酒過度者要加以控制，情緒緊張焦慮者要使思想放鬆，有全身性疾病者要同時進行治療，如高血壓病人要降低血壓，糖尿病病人要控制血糖，貧血病人要改善貧血，營養不良或偏食者要注意補充營養成分等。如果是因為用了耳毒性藥物而出現耳鳴，則應及時停藥並採取有效的醫療措施，以期消除耳鳴，恢復聽力。

　　▲你知道嗎？耳鳴是指人們在沒有任何外界刺激條件下所產生的異常聲音感覺。如感覺耳內有蟬鳴聲、嗡嗡聲、嘶嘶聲等單調或混雜的響聲，但實際上周圍環境中並無相應的聲音，也就是說耳鳴只是一種主觀感覺。

別在耳朵上部穿耳洞

現在，一些追逐時尚的年輕人不僅在耳垂上佩戴耳環，還在耳朵上部（耳廓外緣軟骨部位）也穿上耳洞、戴上既炫又酷的耳環。對此，專家提醒，在耳朵上部穿耳洞，可能會產生難以治癒的感染，並造成永久的耳朵變形。

（1）創口感染不得不手術

據美聯社報導，美國有四個十幾歲的年輕男孩被迫做了耳部切除手術，因為他們在耳朵上部穿了耳洞後，創口部位感染，經過抗生素治療還是無法痊癒，只好動手術。其實，不光是美國，許多國家都出現過穿耳洞引發感染的病例。

（2）耳朵上部穿洞非常疼

專家解釋說，穿耳洞肯定會有傷口，難免會出現感染，一般都可以用抗生素來治療，但是因為外耳主要由軟骨構成，在整個頭部器官中，外耳的血液循環量是最少的，用抗生素治療很難見效。而耳朵上部的軟組織血液循環又比耳垂差得多，因此穿洞後感染細菌的機率也要比在耳垂上穿洞大得多。

耳朵的感染一旦擴大，發展成為化膿性軟骨膜炎，甚至導致耳廓壞死時，就必須要依靠外科手術了。

還有，在耳朵上部穿洞比在耳垂上穿洞要疼得多。忍受了疼痛追求時尚，同時還要冒著嚴重感染的風險，真是非常不值得。

（3）穿耳洞應去專業醫院

專家告誡：如果非要在耳朵上部穿洞不可，要先搞清楚這樣做的危險性，而且一定要注意保持穿孔部位的衛生。

在小商店穿洞固然便宜、省時，但是沒有衛生保障。一方面，店員不是專業人員，技術良莠不齊。另一方面，操作工具不清潔，穿耳洞用的噴槍或針頭如果消毒不徹底，就成了傳染疾病的載體。無論在耳朵的哪個部位穿洞，其實都應該是一件「很講究」的事，一定要去專業的整形美容醫院接受手術。

▲你知道嗎？一般情況下，天氣越冷耳朵越小，這是因為耳朵有散熱作用。在寒冷的天氣裡，最好把體內的熱量盡可能保存下來，而不是隨便散發掉。

▌口腔

口腔疾病不僅影響人們的生活品質，更嚴重的是可能引起身體其他方面的一系列病變，而齲齒更被世界衛生組織列為繼心腦血管疾病、癌症後的第三大慢性非傳染性疾病，危害極大。

口腔的主要組織器官及功能

口腔所包含的組織器官有：唇、牙齒、面頰、齶、牙齦、齒槽骨、上頜骨、下顎骨、舌骨、顴骨、顳頜關節、腮腺、頜下腺、舌下腺及這些器官上的肌肉、神經、血管等。口腔以唇、頰、齶、口腔底為界，後上方向鼻咽部延續，後下方與口咽相通。除牙齒外，口腔有黏膜覆被，其上皮結構類似皮膚，但在濕潤性、角化程度及附件構成上與皮膚不同。

口腔是消化道的起始部分，參與消化過程，協助發音和語言動作，具有感覺功能，並能輔助呼吸，具有重要的生理意義，是人們日常生活中從事各項社會活動必不可少的器官。主要功能有：咀嚼、吸吮、吞嚥、言語、感覺、表情、攝取食物、參與呼吸等。口腔功能是在中樞神經的支配下，依靠牙齒、唇、頰、舌、齶等器官，透過有關肌肉的收縮和下顎運動完成的，是咀嚼系統組織器官分工合作的結果。

口腔內是一個複雜的生態環境。口腔的溫度、濕度適於許多微生物的生長與繁殖，口腔內的天然菌群與人類身體有著共生的關係。如口腔的功能發生紊亂，身體健康受到影響，口腔內的生態環境受到破壞，疾病就會發生。

吸菸是口腔健康的大敵。有資料顯示，吸菸者約有一四％的人患口腔白斑，而青年吸菸者患口腔白斑可高達三二‧三％；口腔白斑患者中約四％的人會發生口腔癌；口腔癌患者中九○％以上是吸菸者。

正確刷牙須知

（1）豎刷法：這種刷牙方法是把牙刷毛束與牙面成四十五度角，轉動刷頭，上牙從上住下刷，下牙從下往上刷，上下牙列面來回刷。

刷牙順序是先刷外面，再刷咬合面，最後刷裡面。

先左後右，先上後下，先外後裡，按照順序裡裡外外刷乾淨。

每個部位要重複刷八至十次，整個刷牙過程約三分鐘。

牙菌斑通常在牙縫深處，所以刷牙要順著牙縫直刷，即上牙從上往下刷、下牙從下向上刷，兩旁旋轉刷，這樣刷牙既不影響牙齦，又能把食物殘渣刷淨。

（2）按摩牙齦：人到老年癟嘴很多，原因之一就是牙齦萎縮。為推遲或避免牙齦萎縮，可用牙刷輕輕按摩牙齦，促進牙齦組織血液循環，也可在早晚用手指在唇外按摩或用舌尖按摩牙齦，使牙齦更加健康。

（3）悶一分鐘：裡外、上下、牙縫、牙齦都刷到後，一定要悶一分鐘以上，充分發揮藥物殺菌溶菌的作用，然後漱口刷淨。凡使用藥物牙膏都必須悶一分鐘以上。

（4）「三三三」制：即三歲開始刷牙，每天刷三次，每次刷三分鐘。

人一生的健康和牙齒有很大關係，如果牙齒不好，就無法攝取足夠的營養，所以保護好我們的牙齒十分重要。不但睡前、起床要刷牙，飯後也要刷牙，這樣才能保證有健康的牙齒。

口腔潰瘍的預防

口腔潰瘍是一種常見疾病，其治療方法雖然很多，但基本上都是對症治療，目的主要是減輕疼痛或減少復發次數，不可能完全避免口腔潰瘍的發生，因此，對口腔潰瘍疾病的預防就顯得尤為重要。

（1）要注意口腔衛生，養成早晚刷牙、飯後立刻漱口的良好習慣，可用鹽開水、生理食鹽水，也可用藥物漱口液，減少口腔細菌，防止因食物殘渣加重繼發感染。

（2）要減少對口腔黏膜的刺激和摩擦，少吃辛辣及熱性食品如辣椒、生蔥、生薑、大蒜、羊肉、咖哩等，戒除菸酒；少吃燒烤油炸和油膩食物，如炸雞腿、炸牛排或其它太粗糙、太堅硬的食物。忌勞累。

（3）要注意營養搭配，多吃易消化且富含維生素B群的食品，不能偏食，多吃新鮮蔬菜和水果。

（4）要養成良好的生活規律，保證充足的睡眠，避免過度操勞。培養自我心理調節能力，因為情緒因素不但會影響神經系統，而且會導致消化系統功能紊亂和營養障礙，情緒不良、精神緊張，所以應該保持心情舒暢、樂觀開朗，遇到事情保持平和心態，這是減少口腔潰瘍復發的自我保健良方。

▲你知道嗎？口腔癌並非不治之症，關鍵在於早期發現、早期診斷、早期治療。因此，中老年人每一至二年必須進行一次口腔檢查。如果發現口腔白斑呈顆粒狀突起，或發生糜爛潰瘍，就應提高警覺，及時上醫院診治。

為何不宜使用牙籤

許多人有飯後用牙籤剔牙的習慣，殊不知，錯誤的剔牙方式或每天無故亂剔牙，牙縫會越剔越大，還會損傷牙齦，反而達不到保護牙齒的作用。

調查顯示，目前市場上的牙籤多為木製和竹製兩種，消費者協會工作人員在對多家餐飲店的暗訪中發現，一些牙籤的外包裝上雖然標註「高級牙籤」、「高溫消毒」等字樣，但大多是「三無產品」——無生產日期、無品質標章、無生產廠家，根本沒有衛生許可證號，牙籤包裝和消毒也達不到要求，有的放在盤中，人人隨手取用，有的把使用過的牙籤又放回盤中。

不正確地使用牙籤至少有三大危害：

（1）消毒不嚴、管理不善的牙籤易引起疾病。任人抓取的牙籤上附帶各式各樣的細菌，病毒會透過牙籤進入人體內，據衛生部門化驗，一根小小的牙籤上竟「藏」著幾萬個細菌。

（2）牙籤使用不當，將導致牙周疾病。如果無塞牙現象而亂剔牙或牙籤使用不當，就會造成牙齦炎、牙齦萎縮、牙間隙增大而導致牙周疾病，切不可將牙籤用力壓入牙間乳頭區，因為這樣會使本來沒有間隙的牙齒間隙增大，造成牙周病。

（3）叼含牙籤不慎可能危及生命。有人因叼含牙籤不小心吞進肚內，把小腸穿破，經醫院緊急手術開刀才從體內取出，險些丟了性命，類似事件時有發生。

牙籤的衛生狀況與正確使用直接關係到牙齒的保健和口腔衛生，切不可掉以輕心。

▲你知道嗎？木製牙籤造成木材消耗巨大，據統計，全中國每年要消耗超過六千億支牙籤，如果用木材製造須消耗木材一百六十萬立方公尺，相當於二百零三萬畝樹林；用竹子製造須消耗竹子一百四十萬噸，相當於七十萬畝竹林。

嚼口香糖不宜超過十五分鐘

很多人尤其是青少年，都有嚼口香糖的習慣，而且一嚼不「鬆口」。對此，專家提醒，嚼口香糖的時間最好別超過一刻鐘。

雖然經常嚼口香糖可以增加唾液分泌，從而更好地清潔口腔與牙齒，但是，醫學專家卻不主張將嚼口香糖作為一種時尚來倡導，尤其是過多、過長時間咀嚼口香糖有可能對健康產生不良影響。

因為首先大部分口香糖都是以蔗糖為甜味劑，咀嚼口香糖時，糖分會長時間在口腔內停留，口腔中的致齲菌就會利用蔗糖產生酸性物質，對牙齒產生腐蝕。

其次，使用含汞材料補過牙的人最好不要嚼口香糖。研究發現，經常嚼口香糖會損壞口腔中用於補牙的物質。

因此醫生建議，咀嚼口香糖的時間不要超過十五分鐘，有胃病的人更不宜過多地嚼口香糖。專家提醒，嚼口香糖無法代替刷牙。如果長期嚼口香糖，久而久之，糖和牙齒的鈣質結合很容易出現牙菌斑，漸漸就會形成「蛀牙」。

如何防治口臭

口臭是指人們從口中發出的一種難聞異味，很多人都有過這種口臭的毛病。口臭不但自己感到不舒服，在許多場合也常使別人感到厭惡。

引起口臭的原因和疾病有：

（1）口腔不清潔

這是引起口臭最常見的原因。譬如，刷牙馬馬虎虎、口裡汙物太多等都可能導致口臭。

（2）牙病

比如有齲齒疾病的人，牙齒會出現很多深淺不一的洞，食物殘渣容易嵌進洞裡腐爛發酵而產生異味；有的只剩下殘餘的牙根，常使牙齒周圍發炎化膿。有些戴假牙的人不注意假牙清潔，嘴裡也會有氣味。

（3）飲食引起

有的人因為吃了蔥、蒜、臭豆腐、帶腥味的魚、蝦、蟹、羊肉等食品，使嘴裡產生異味。如能經常保持口腔的清潔，重視飯後漱口刷牙，注意假牙的洗刷等，這些措施都可使口臭症狀減輕或消失。

（4）全身性疾病

有的口臭不一定由口腔疾病引起，而是由於身體其他部分的毛病。比如有人患有副鼻竇炎或萎縮性鼻炎；有些患氣管炎、肺病、胃病的病人，都可能在呼吸、講話時發出臭味。

（5）代謝性疾病

如糖尿病患者可能因脂肪代謝紊亂，酮體增多而使口腔內有一種爛蘋果味，還可能出現口乾、口渴、舌色變為深紅、舌體肥厚等口腔症狀。

（6）腎臟病

有腎臟病的人，口腔內也會出現一種特殊的氣味。

（7）其他原因

另外，患有慢性疾病並長期臥床不起的老年人，缺乏口腔運動，致使口腔乾燥容易發生口臭；一些愛吸菸的老年人不僅會呼出難聞的氣味，而且還會減少唾液分泌，加劇口臭。多數老年人戴有假牙，如果不經常清潔假牙或者睡眠時不取出假牙，也會易產生臭味。

所以，有口臭時就應先檢查一下口腔內有無齲齒、牙結石，是否正確刷牙等。戴有假牙的老年人進食後應將假牙清潔乾淨，每晚可將假牙摘下，放入清水中浸泡，定期用假牙清潔劑進行清洗。長期臥床的老年人，可以每日給予多次口腔清洗。如果口臭是因患有某些疾病而引起的，就不能單靠用刷牙這種方法來消除口臭，而必須醫治出現口臭的病根。

去除口臭並不是一件很困難的事情，只要把產生口臭的原因找出，對症下藥，當然就不會再有煩人的口臭出現。

觀舌防病保健康

舌頭是口腔內最靈活的器官，人體的許多疾病都可以透過舌頭表現出來，它就像身體健康狀況的晴雨表。

舌質是舌的肌肉脈絡組織，即舌體。舌苔則是舌面上附著的一層薄白的苔狀物。正常的舌頭，應該是舌體柔軟、活動自如、顏色淡紅，舌面鋪著一層薄薄的、顆粒均勻、乾濕適中的白苔。

異常的舌質有：

（1）淡白色

舌質呈淡紅色，甚至全無血色，如紙樣淡白，這是血色素偏低的表現，是貧血的表徵。淡白色的舌質也可能是由營養不良、內分泌功能失調、慢性腎炎等疾病所引起。

（2）紅色

舌色呈鮮紅色，中醫認為是由熱毒所致，通常是由高熱症和化膿性感染症引起。如舌尖發紅，可能是由於工作時間過長，經常失眠致使消耗過多，缺乏維生素或其他營養物質所致。如舌邊發紅，常見於高血壓、甲狀腺機能亢進或正在發燒等。

（3）大紅色

舌質呈大紅色，舌面乾燥且有裂紋，舌苔消失，或光亮如鏡，或乾枯萎縮，並伴有高熱等症狀，則多見於感染所致的敗血症等急性發炎的嚴重表現。

（4）紫色

舌質呈紫色，多因血液循環障礙或舌黏膜下血管嚴重缺氧所致。常見於多種婦科疾病、癌症、心血管系統疾病、胃腸道疾病等。

（5）黃色

舌色黃紅相間，紅少黃多，舌體及舌側略帶淺黃或淡紫，舌面有紫赤小點，舌體肥大，則可能患有肝膽疾病。

異常的舌苔有：

（1）白苔

舌面布滿白苔，有如白粉堆積，多是壽熱內盛所致。如舌苔白厚而潤滑，看上去反光增強，是一些慢性腎炎、慢性支氣管炎、哮喘、支氣管擴張等症的表徵，患者常咳出大量痰液。舌尖有白色舌苔，則可能患有胃黏膜炎；舌中部出現白苔，預示著十二指腸有問題。舌後有白色舌苔，則可能患有腸炎。

（2）黃苔

舌苔發黃一般與以下疾病有關：消化系統疾病如消化不良、慢性胃腸炎、胃潰瘍、結腸炎、習慣性便祕等腸胃道功能紊亂者，且黃色的深淺與疾病的輕重相關；發燒病人隨著體溫的升高，體液會消耗較多，唾液分泌減少，使口腔乾燥，發炎滲出物和微生物易在舌上停留增殖，進而導致舌苔變黃；各種急性傳染病如傷寒、日本腦炎、流行性腦脊髓膜炎、白喉等病症的嚴重階段，以及重症肝炎、肺炎等均可能出現黃苔。

（3）紅色

左側變得特別紅，則可能是胰腺炎的早期信號；舌右側腫脹、變紅，說明膽有毛病。

（4）褐色

可能是膽道或門靜脈系統有問題。

舌是身體是否健康的警報器。因此，我們對舌頭上出現的異常一點兒也忽視不得，不管出現了舌質異常、舌苔異常，還是出現了潰瘍、腫脹，一旦發現，就應盡快去醫院檢查。

▌咽喉

咽喉是人體與外界相通的要道，具有重要的防禦、呼吸、吞嚥、發聲等功能。咽喉健康對人體健康非常重要。

人體最繁忙的通道——咽喉

咽喉是食物和空氣進入人體的繁忙通道。據統計，人的一生大約有四十噸食物和三十四萬立方公尺的空氣通過口腔和咽喉。研究顯示，在正常情況下，一個成年人進餐十分鐘，大約要吞嚥五十次。

在二十四小時內，一個人吞嚥的次數大約為五百八十多次。在不同場合，人的吞嚥頻率也各不相同。坐著看書時，每小時吞嚥次數達三十七次，說話

時唾液增多，吞嚥次數更高。人一生中會產生二萬三千六百公升唾液，足夠裝滿兩個奧運會游泳池。

吃酸梅可以治喉嚨痛。因為酸梅的果酸及鹽分可以殺菌且生津止渴，吃酸梅時不斷流出的口水可以溫和地滋潤發炎的部位，對治療喉嚨痛十分有效。

咽喉發炎的家庭療法

發生咽喉炎的原因很多。長期吸菸、過量喝酒、錯誤地使用聲音，都可能使喉嚨受損。上呼吸道感染或過敏反應，會使咽喉發炎。甚至空氣乾燥，也會使聲帶之間的黏液乾掉而彼此相互黏連，結果便是導致咽喉炎。如何有效消除發炎呢？

（1）不要說話。無論什麼原因使你產生喉炎，最重要的是讓你的聲帶休息一段時間，甚至連輕聲細語都應避免。

（2）勿服用阿斯匹靈。假使你是因為昨晚的嘶吼而失聲，你可能已扯裂微血管。因此，勿使用阿斯匹靈。阿斯匹靈會延長血液凝結的時間，以致於阻礙復原的進程。

（3）使用冷空氣加濕機。覆於聲帶表面的黏膜須保持潮濕，黏膜若乾燥，將增加黏性，成了過敏源（或刺激物）的極佳吸附劑。使用空氣加濕機，有助於解決這一問題。

（4）多喝水。專家建議一天喝八至十杯水，也可喝果汁及檸檬茶。最好喝溫水，冷水只會使問題更嚴重。

（5）用鼻子呼吸。用鼻子呼吸是保持喉嚨濕潤的天然方式。

（6）戒菸。抽菸是引起喉嚨乾燥的主要原因，所以應該戒菸。

（7）選用合適的潤喉糖。避免含薄荷的潤喉糖，最好選用蜂蜜或水果口味的潤喉糖。

（8）某些藥物應避免。某些藥物可能會使你的喉嚨乾燥。這類藥物可能包括降血壓劑、甲狀腺藥物及抗組織胺，如果你不確定的話，可以向醫生詢問。

（9）用麥克風說話。如果你的工作是需要提高嗓門的，可以藉助麥克風來擴音，不要硬扯聲帶。另外，如果你將上臺發言，但卻發現自己的聲音沙啞，最好將發言時間延後，以免造成聲帶長期的損傷。

（10）訓練發聲。如果你經常需要演講或說話，應練習發聲。在未經訓練的發聲中，喉嚨內的肌肉會彼此壓迫。訓練過的發聲，可以使這些肌肉彼此分工合作。

（11）避免辛辣刺激的食物。辛辣刺激的食物會讓腫痛的喉嚨火上澆油，油膩的食物也不利於病患的恢復。

（12）危險訊號。假使你不僅失聲，且有嚴重的喉嚨痛，使你無法吞嚥口水，應立即看醫生。喉嚨上半部腫大，可能阻塞你的呼吸道。咳血、呼吸時喉嚨有雜音，或休息聲帶卻無濟於減輕沙啞症狀，皆應看醫生。若喉炎持續未消，可能意味著喉癌。無論如何，若你的聲音在三至五天內未恢復正常，應向醫生諮詢。

咽喉不舒服時應注意保養，比如多喝水，增加空氣濕度，說話時降低音調等。維生素 A 有助於咽喉炎康復，並可增強免疫功能。

喉嚨不適者的保健食品

對於常見的由感冒或過久地大聲講話等引起的咽部充血、發炎等產生的咽痛、咽癢、咽喉不適，選擇具有清咽潤喉作用的食物或保健食品可以減輕症狀。

（1）具有清咽潤喉作用的食物

鳳梨：新鮮鳳梨是清咽潤喉的首選食物，它獨有的蛋白酶可將壞死組織分解清除，進而發揮清咽潤喉解除疼痛的作用。但有些人食用鳳梨會發生過

敏反應，故吃時應削皮，並用稀鹽水浸泡後再吃，以防止或減少過敏反應的發生。

白蘿蔔：對咽喉疼痛有緩解作用，生食、打汁飲用均可。

青果：又叫橄欖，嚼含、打汁、煎湯喝均可解除咽喉腫痛。

其他：梨、芒果、柿子等水果有助於治療咽喉炎及咽痛等不適症狀。

（2）具有清咽潤喉作用的保健食品

此類保健食品常選用一些具有清咽潤喉功能的中藥或藥食兩用的食品，同時常具有一定的抑制咽部細菌的作用，對咽喉疼痛、咽癢等不適症狀有緩解作用。常用的原料有：

羅漢果：味甘，性涼，有清熱涼血、止咳化痰、潤肺滋腸之效。將羅漢果切薄片，用開水沖泡代茶飲，具有清咽潤喉的功能。

魚腥草：一種具有魚腥味的野菜，對金黃色葡萄球菌、溶血性鏈球菌等一些引起咽喉炎的細菌具有良好的抑制作用，具有清咽潤喉的功能。

菊花：味甘，苦，微寒，對金黃色葡萄球菌、乙型鏈球菌等均有抑制作用，用沸水浸泡，代茶飲可減輕咽痛、咽癢等不適症狀。

金銀花：味甘，性寒，對金黃色葡萄球菌、溶血性鏈球菌等有抑制作用，泡茶喝對發燒、咽喉腫痛有清熱解毒作用。

黃瓜霜：黃瓜味甘，性涼，有清熱利水的功效。黃瓜霜對咽喉腫痛、扁桃體炎、咽喉炎有清熱解毒作用。

其他：草珊瑚、薄荷、膨大海、川貝母等也是常用的具有清咽潤喉功能的物品。

▲你知道嗎？鮮藕五十克，稻米、綠豆各三十克，白糖適量。先煮綠豆至沸，加稻米煮至半熟後，再放入藕片，待熟後調入白糖再煮沸即可。此粥甘滑可口，有清熱涼血、利咽除煩、生津止渴之功效。

潤喉片不可亂服

潤喉片是臨床常用的消炎潤喉藥物，具有清熱解毒、消炎殺菌、滋陰止渴、潤喉止痛、利咽祛腐等作用，常用來治療咽喉炎、口腔潰瘍、扁桃體炎、聲音嘶啞及口臭等疾病，以其作用快、經濟方便而受到歡迎。但不少人咽喉稍有不適，就自行含服潤喉片，其實這種做法是不妥當的。

在含服潤喉片前應詳細閱讀說明書，瞭解其適應症、注意事項及禁忌症。有的潤喉片含有碘分子，活性大、殺菌力強，對細菌繁殖體、芽胞和真菌有良好的抑殺作用，但是對口腔黏膜組織的刺激性很大，不宜長期含服。另外，有碘過敏史或懷孕、哺乳的婦女均不能含服。

對碘過敏的人如果含服含有碘分子的潤喉片後會發生過敏反應，出現呼吸急促、面色蒼白、口唇青紫、皮膚丘疹、全身濕冷等症狀。哺乳的婦女含服含碘的潤喉片，碘可經乳汁影響幼兒生長發育。

另外還須注意，含碘潤喉片不能與含有硃砂的六神丸同服，因硃砂中的二價汞會與碘結合，形成碘化汞類有毒汞鹽沉澱，可導致赤痢樣的藥物性腸炎。如果咽喉部無明顯發炎時濫服潤喉片，會抑制口腔及咽喉內正常菌群的生長，會擾亂口腔的內在環境，造成菌群失調，使本來不致病的細菌乘虛而入，導致疾病發生。

▲你知道嗎？春天，許多人會感到口乾舌燥，每當此時，人們會自行服用一些潤喉片或喝些川貝類滋潤咽喉的藥物，專家提醒，服用此類藥物也應謹慎。

怎樣應對喉嚨有異物感

喉嚨有異物感是指喉嚨好像有東西塞著，吞不下去，也吐不出來的一種感覺。

引起這種現象的原因很多，主要有以下幾點：

（1）精神緊張

精神緊張會導致自律神經失衡，唾液腺分泌量減少。性情急躁、易緊張、精神壓力大者比較容易罹患此病。症狀主要是因為喉頭神經緊張，引起唾液腺分泌減少，而覺得口乾舌燥，同時因為口水減少，相對地黏度也較稠，就會覺得有痰。

平時，口水有潤滑喉嚨的功能，現在因為量減少，黏度又稠，不但沒有潤滑喉嚨的功能，相反地，因為黏度稠，阻礙了吞嚥動作，所以會覺得喉嚨被某個東西塞住，咳不出，嚥不下，很難受。有時因為喉頭神經緊張，也會引起所支配的肌肉緊張收縮，而造成喉嚨氣管狹窄的感覺，胸部有壓迫感，而有呼吸困難的感覺。

（2）感冒

感冒後會覺得口乾，有痰，喉嚨好像有個東西塞著，吞不下去，也吐不出來，有的人甚至因為覺得呼吸困難，而要求住院治療。也許你也曾有過同樣症狀，看過耳鼻喉科醫師，有的說是慢性喉頭炎，有的說是扁桃腺發炎，也有的說是喉頭神經症，從醫學的角度來說三者都對，因為它們都會引起喉頭神經調節失衡。

（3）頸部肌肉緊張

因肌肉收縮造成頸部運動的不自如，嚴重時壓迫到內側神經血管，而出現喉嚨異物感，並伴有頭痛、頭暈、上臂麻木、手指麻木等感覺。

因此，在發現喉頭有異物感症狀時，要經醫生確定有無其他疾病，在無其他疾病的情況下要放鬆心情，平時多喝水（少量多次）、漱口，別太注意喉間的「異物感」，只要睡眠充足、別說話太多、減輕壓力、放慢生活節奏、多補充水分，並且少接觸冰涼冷飲、飲料，禁食刺激性食物，如酸的、辣的、油炸的食物、咖啡、菸、酒等，通常症狀都可得到緩解。

▲你知道嗎？綠豆，性涼，味甘，清熱瀉火解暑，尤其適宜夏季咽喉腫痛者煎煮成綠豆湯，吃豆喝湯，有很好的清火利咽作用。

如何應對咽喉型咳嗽

冬、春季節常有一些特別的咳嗽病人，說是感冒卻又不打噴嚏、流鼻涕，也不發燒、不頭痛，只是陣陣地咳嗽，無論用什麼止咳藥也無濟於事，服用再多的抗生素仍然無效，肺部 X 光一切正常。咳嗽反覆，久治不癒，病情短的持續數週，長者可達數月。

此類病人的共同症狀是咽乾嗌癢，咽部稍受氣體或粉塵刺激即乾咳不止，咽癢如蟻行；或有異物、痰黏在咽部，拚命咳出而後快；咽部檢查可見咽部黏膜慢性充血、乾燥，咽後壁淋巴濾泡增生，嚴重的可見咽後壁黏膜萎縮。其實，這就是鮮為人知的「咽喉型咳嗽」。

「咽喉型咳嗽」的病因是什麼呢？專家認為，主要與環境汙染和不良生活習慣有關。

氣候乾燥、塵土飛揚，容易引起乾咳痰黏，而且大多數患者為城市居民，這與城市空氣汙染、灰塵廢氣刺激關係密切，廚房排氣不佳，油煙刺激而使咽癢咳嗽，還有些人長期吸菸飲酒，或嗜吃辛辣熱性食物或亂服補品，致使陰虛火旺，咽部黏膜乾燥、充血而咳嗽不已。

治療此病，首先應改善環境和不良的生活習慣。咳嗽初起，可用宣肺散風藥物，如銀翹解毒片和桑菊飲；症狀較重者可選用荊芥、桑葉、薄荷、川貝、銀花、魚腥草、蟬衣、杏仁等宣肺清熱藥物。

對於那些久治不癒、咽部慢性充血、黏膜乾燥者，可選用桑葉、杏仁、銀花、焦山梔、南沙參、百合、殭蠶等疏風清熱、養陰潤燥藥物。對於一些咳嗽日久、咽乾少津、氣短乏力，兼有腰酸虛熱者，可選用百合、玉竹、麥冬、生地、女貞子、桑椹子、杏仁、桑葉等滋腎潤肺藥物。

咳嗽是呼吸系統疾病的常見症狀，是一種呼吸道保護性反射，以利於排出痰液與異物等有害物質，故輕度咳嗽是有益的，可不必用藥。但劇烈、頻繁，甚至是痙攣性咳嗽，則須及時就醫。

咽喉癌的症狀及防治

咽喉癌的症狀：

（1）聲音沙啞：喉癌最常發生於真聲帶，會影響發音，下咽癌末期侵犯喉部時也有沙啞現象。

（2）咽喉異常感：尤其下咽癌常有咽喉單側異常感。

（3）疼痛：吞嚥疼痛久治不癒。

（4）血痰：咽喉表面潰瘍出血時痰中帶血。

（5）吞嚥困難：下咽腫瘤持續長大阻礙食物通過。

（6）呼吸困難：喉部腫瘤太大時呼吸道阻塞之故。

（7）頸淋巴腫大：發生於淋巴轉移時。

（8）其他：如莫名的體重減輕，食慾不振。

咽喉癌的防治：

最重要的是早期診斷早期治療，喉癌第一、二期可接受放射治療或雷射局部切除，術後仍可自然發聲，第三、四期則須接受範圍更大的手術或全喉切除，後者須靠人工發聲器說話。五年存活率從第一期至第四期分別為七五％、六〇％、四八％、四〇％左右。

咽喉癌因早期症狀不明顯所以容易延誤早期發現，晚期侵犯喉部時只好一併切除喉頭，再者因此處淋巴管豐沛，容易有頸部或遠隔轉移，癒後較喉癌差，五年存活率約一五％至三〇％。

▲你知道嗎？有時候喉癌又被人們稱作咽喉癌，雖然咽喉範圍要比喉的範圍大。典型喉癌的症狀包括：聲音嘶啞、喉痛、耳痛、呼吸困難或是咳嗽中痰帶血。

▍乳房

乳房被視為女性最引人注意的第二性徵，而乳房的保健不僅關係到女性的美容與自信，還關係到預防乳房的多種疾病。與此同時，男性的乳房健康也不容忽視。

乳房特徵及哺乳期乳房變化

乳房的形態因種族、遺傳、年齡、哺乳等因素而差異較大。中國成年女性的乳房一般呈半球型或圓錐型，兩側基本對稱，哺乳後有一定程度的下垂或略呈扁平，對峙於胸前，形狀就像兩個倒立的「逗號」。逗號的尾端叫做「腋尾」，伸向腋窩內。

乳房的中心部位是乳頭。少女的乳房挺立，乳頭位於第四肋間隙或第五肋水平；生育後乳房稍下垂，所以乳頭的位置也會降低。正常乳頭呈筒狀或圓錐狀，兩側對稱，表面呈粉紅色或棕色。乳頭直徑約為〇‧八至一‧五公分，表面高低不平，其上有許多小孔，為輸乳管開口。

乳頭周圍皮膚色素沉澱較深的環形區是乳暈。乳暈的直徑約三至四公分，色澤各異，青春期呈玫瑰紅色，妊娠期、哺乳期色素沉澱加深，呈深褐色。換言之，隨著年齡增長，乳暈的顏色不斷加深，並且永不褪色。

乳房部的皮膚在腺體周圍較厚，在乳頭、乳暈處較薄。有時可透過皮膚看到皮下淺靜脈。乳暈上又有一些小突起，那是乳暈腺，用來分泌油脂，保護嬌嫩的乳頭和乳暈。

乳房位於兩側胸部胸大肌的前方，其位置亦與年齡、體型及乳房發育程度有關。成年女性的乳房一般位於胸前的第二至六肋骨之間，內緣近胸骨旁，外緣達腋前線，乳房肥大時可達腋中線。

▲你知道嗎？哺乳期每日至少用溫水洗乳房二次，這樣不僅有利於乳房的清潔衛生，而且能增加懸韌帶的彈性，進而防止乳房下垂。

乳房保養須知

在現實生活中，不少女性缺乏乳房保養的知識，儘管採取了很多措施，但結果卻不理想。其實，在日常生活中多注意點，擁有美麗的乳房不是夢想。

（1）不要用強力擠壓

這一點要特別注意，乳房受外力擠壓後，乳房內部的軟組織易受到挫傷，或使內部引起增生等。再來就是受外力擠壓後，較易改變外部形狀，使上聳的雙乳出現下塌、下垂等現象。

（2）睡姿要正確

女性的睡姿以仰臥為最好，儘量不要長期向一個方向側臥，這樣不僅易擠壓乳房，也容易引起雙側乳房發育不平衡。

（3）健胸食品要多吃

大豆：大豆中含有大量的蛋白質及卵磷脂，經常吃對身體有很大好處。最新研究顯示，大豆中含有異黃酮成分，能夠在增加骨骼鈣質的同時，產生與女性荷爾蒙極其相似的效用，能補充女性因偏食而導致的荷爾蒙分泌不足。

蜂王漿：蜂王漿是工蜂咽喉的分泌物，特別用於飼養蜂后和幼蜂，含有類雌激素和人體所需二十四種胺基酸中的十九種之多，能幫助荷爾蒙分泌，調節內分泌，提高人體免疫力，促進新陳代謝，對神經衰弱、肝病、癌症等的治療有很好的效果，是很好的天然補品。

（4）輕鬆掌握豐胸的最佳時期

其實，女孩子從第一次月經週期開始，卵巢雌激素就已經扮演好使乳房由平坦逐漸變豐滿的角色，這點很少有人能真正瞭解。所以，我們應該好好利用自己與生俱來的資源，掌握每個月的關鍵十天，也就是豐胸的最佳時期，趁機趕緊進行健胸運動。

從月經來的第十一、十二、十三天，這三天為豐胸最佳時期。第十八、十九、二十、二十一、二十二、二十三、二十四這七天為次佳的時期，因為在這十天當中，影響胸部豐滿的卵巢雌激素是二十四小時等量分泌的，這也正是激發乳房脂肪囤積增厚的最佳時機。

（5）勿用香皂洗乳房

現代醫學認為，乳房上有皮脂腺及大汗腺，乳房皮膚表面的油脂就是乳暈下的皮脂腺分泌的。婦女在懷孕期間，皮脂腺的分泌會增加，乳暈上的汗腺也隨之增大，乳頭變得柔軟，而汗腺與皮脂腺分泌物的增加也使皮膚表面酸化，導致角質層被軟化。此時，如果總是用香皂類的清潔物品從乳頭上及乳暈上洗去這些分泌物，對婦女的乳房保健是不利的。

有關專家指出，經常使用香皂類的清潔物品，會透過機械與化學作用洗去皮膚表面的角化層細胞，促使細胞分裂增生。如果經常不斷去除這些角化層細胞，就會損壞皮膚表面的保護層，使表皮層腫脹，這種腫脹就是由於乳房局部過分乾燥、黏結及細胞脫落引起的。

▲你知道嗎？專家研究發現，經常食用葛根可以使胸部更加豐滿。葛根是產自泰國和緬甸北部的植物，具有與女性荷爾蒙相同的功效。經常食用可以使女性肌膚更加細膩，身材更加美好。

青春期乳房的衛生保健

青春期早、中期少女的乳房已明顯發育，應該從以下幾個方面進行衛生保健：

（1）切不可束胸。束胸不但妨礙乳房的正常生長發育，而且會影響胸部和肺的發育，進而影響身體健康。

（2）注意清洗乳頭，尤其是乳頭凹陷者，避免內藏汙物，久之產生發炎。

（3）當乳房發育到一定程度時，要穿戴大小適宜的胸罩。乳房中的肌肉不發達，不能有效地支持乳房。尤其是在運動和工作時，乳房過多的活動，

會妨礙正常的血液循環，有可能造成乳房下部血液淤滯，而且，不穿胸罩乳房還容易受傷。

那麼，乳房發育到多大時需要穿戴胸罩呢？研究顯示，從乳房上緣經過乳頭到乳房下緣的距離達到十六公分時，才需要穿戴胸罩。選擇的胸罩大小規格要合適，太大起不到支持、保護乳房的作用，太小則相當於束胸。再者，睡覺時應將胸罩取下，有利於呼吸。

若發現乳房過小或過大、雙側乳房發育不均、乳房不發育、乳房畸形以及乳房腫塊等現象，不必驚惶失措。一是可透過健美運動促進胸肌發達，使乳房顯得豐滿；二是在醫生的指導下進行適當的調治。

日常生活中的乳房保健

日常生活中，許多女性很注意容顏的保健，常常去做皮膚護理及美容，卻不知乳房也需要保健。那麼在日常生活中，該如何保健乳房呢？

（1）營養充足，保持乳房部位的肌肉強健，脂肪飽滿。

（2）行端坐正，保持優美的體態，特別是不能含胸，應挺胸、抬頭、收腹、直膝，使優美的乳房能驕傲地挺出，女性的風采充分展示。

（3）根據自己乳房的情況穿戴質地柔軟、大小合適的胸罩，使乳房在呈現優美外形的同時，還能得到良好的固定、支撐。

（4）注意保護乳房，免受意外傷害。

（5）注意乳房的清潔，經常清洗乳房，特別是乳頭、乳暈部位，對於先天性乳頭凹陷者來說尤為重要。

（6）定期對乳房實施自我檢查，定期到專科醫生處做乳房檢查，有必要時還可定期做乳腺 X 光攝影。在自我感覺不適或檢查發現問題時，應及時就診。

▲你知道嗎？洗浴有利於乳房健美。洗浴時把蓮蓬頭放在乳房下方，讓水流自下向上沖洗乳房，最好用冷水或不太熱的水，長期堅持有助於防止乳房下垂。

男性乳房為何會增大

乳房發育是女性第二性徵發育的顯著標誌，男性的乳房通常是呈不發育狀態的，僅有一對較小的乳頭及乳暈。

乳房發育與雌激素有關。正常男性由腎上腺皮質及睪丸分泌出微量的雌激素，這些雌激素大部分在肝臟內與葡萄糖醛酸結合而失去活性，所以男性的乳房不會發育。

男子一生中，由於激素和內分泌的原因，有兩個時期會發生生理性的乳房增大。

一是嬰兒剛出生時，由於母體殘留雌激素的影響，會使乳房增大，通常持續一週到幾個月後便會自行消退。

二是在青春期。這時，男孩子的內分泌功能逐漸活躍，睪丸在大量分泌雄激素的同時，雌激素也有所提高。一開始，雄激素的量遠遠超過雌激素，以致雌激素對人體器官的作用並不明顯。一段時間後，有些男孩子由於內分泌暫時紊亂，雌激素分泌量相對過大，可出現暫時性的激素比例失調，使體內雌激素水平一度上升，再加上乳房組織對雌激素的敏感性增加，於是就會引起乳房增大。同時，與這一時期生長激素及腎上腺皮質激素增加對乳腺刺激加強也有關係。

青春期的男性乳房增大，大都表現在一側或兩側乳頭或乳暈下，有一個大小不等的硬塊，一般為盤狀，小者如櫻桃，大者有半個核桃大小，直徑為二至三公分，邊緣界限清楚，有脹痛和觸痛感，甚至有乳汁樣分泌物。有的人懷疑是腫瘤或其他病變，有的人懷疑發生了性的改變，為此惶惶不安。其實，這是男孩子青春期的一種生理現象，多發生在十三至十六歲，發生率大約為四〇％至五〇％，通常維持一年左右，少數人持續的時間稍長一些。這

種生理性乳房增大對健康沒有損害，通常不需要任何治療，隨著內分泌功能的逐漸完善，便會自然消退。

　　▲你知道嗎？有些男孩比較肥胖，胸部皮下脂肪大量堆積而使乳房顯得特別肥大。此類情況只有透過科學減肥，乳房肥大才能相應減輕或消失。

男性乳房健康不容忽視

　　在青春發育期大約有四〇％至五〇％的男孩會出現不同程度的乳房發育，會出現乳房內結節、疼痛、壓痛等情況。發現乳房這些症狀後，應該及時到醫院就診。

　　青春期男子的乳房發育大多數會在一至二年內自行消退，所以不必擔心，只要積極治療，精神放鬆，一定會在不久後恢復男子漢的雄風。

　　另外，青春期的男孩正在讀書，有時為了應付考試，取得好的成績，家長會幫孩子買一些營養品，而含有激素的滋補品很有可能引起男孩的乳房發育，所以，應該謹慎服用各種營養品。

　　中老年男子，若內分泌造成各種激素紊亂，容易出現乳房異常發育，而老年的男子乳房發育症還有發展為乳癌的可能。所以，老年的朋友應該注意鍛鍊身體，防止肝病、內分泌系統以及其他疾病，謹慎服用藥物。經常注意自己乳房的變化，如有問題應及早診治。

　　也許是男性的乳房發育程度很低，所以被遺忘了，人們幾乎不會想到對乳房的保健。其實，乳房是位於體表的器官，男性也應該對它有所重視。

健胸豐乳五法

　　誘人的曲線，經典的三圍，是女性美麗迷人的重要標準之一，然而現實生活中有許多女性，因為各種因素影響導致胸部扁平，不僅沒有曲線美，而且可能使生育後乳汁稀少和哺乳困難。那麼，如何才能讓胸部變得豐潤起來呢？

（1）增加營養：鋅元素可促進人體生長與乳房發育，而且是性徵及性功能的催化劑。故青年女子多吃含鋅的食品，可使乳房豐滿。

（2）加強鍛鍊：運動員和舞蹈演員，由於經常舒胸展臂，胸肌得到鍛鍊，乳腺導管也得以充盈，故乳房豐滿健美。乳房小的女性如能堅持做健胸體操、跳迪斯可，乳房會逐漸豐滿。

（3）按摩：經常按摩乳房可刺激副交感神經系統，使腦下垂體和卵巢分泌激素的功能得到加強，進而促進乳腺和濾泡發育旺盛。按摩乳房早晚各二次，每次五至十分鐘，連續半月後即可見效。

（4）豐乳器及雌激素治療，也可收到一定效果。

（5）隆乳術：若以上方法均應用無效時，可以找整形美容醫師做隆乳術，但手術會產生副作用，應該慎重決定。

▲你知道嗎？長期使用豐乳霜，會抑制體內雌激素的分泌，影響乳房等第二性徵的發育；還會引起子宮內膜過度增生，導致經期延長，月經量增多，或是使皮膚色素沉澱，出現黑斑等問題。

▋手

人類的雙手為了適應各式各樣複雜細緻的工作，在幾十萬年的演化過程中，具備了它特異、嚴謹的結構與靈敏、精巧、有力的功能。但是由於手經常暴露在外，每天都要從事各種工作，頻繁接觸各式各樣的物質，也就容易遭受損害，進而導致各種皮膚病的發生。

手部基本知識

（1）手部骨骼

手部骨骼由二十七塊骨組成。手基底部有並列兩排的八塊小骨叫做腕骨；腕骨前面是五塊掌骨；掌骨前面是十四塊指骨，拇指二塊，其他四指均各三塊。

（2）手部肌肉

手部肌肉分為三群：外側群、內側群、中間群，共十九塊（條）。

外側群位於拇指側，形成拇指側隆起，稱為「魚際肌」；

內側群位於小指側，形成手掌小指側隆起，稱為「小魚際肌」；

中間群位於手掌中心，統稱手掌內部肌肉。來自於前臂，止於掌骨或指骨的肌肉二十餘塊，稱為手的外部肌肉。手的肌肉組成比全身任何部位都多，也正因如此，手才能做各種精細的運動。

（3）手的血液循環

手的血液循環十分旺盛，構成手部血液循環的主要血管是橈動脈和尺動脈、橈靜脈和尺靜脈。當橈動脈和尺動脈走行到手掌部後，分別形成了淺掌動脈弓和深掌動脈弓，每弓又分出許多的細小分支，遍布整個手指和手掌，動脈末梢與靜脈末梢吻合，手部血液透過橈動脈和尺動脈回流到靜脈系統，保持著手部血液的正常循環。由於手的微血管分布極為豐富，血液循環旺盛，所以，人類許多全身性生理、病理現象都可以在手上觀察出來。

（4）手的神經

手部神經主要是正中神經、尺神經、橈神經。正中神經是前臂的前肌群和魚際肌的主要運動神經，關係手的主要運動功能，也是手掌面的主要感覺神經。

尺神經走行到腕部時，在腕骨外側經腕橫韌帶的淺面和掌腱膜進入手掌。它是手肌和前臂尺側屈肌的主要運動神經，也是手尺側皮膚的感覺神經。

橈神經的深支發出許多分支，支配前臂後肌群和前臂後面的皮膚，橈神經的淺支分布於手背橈側及橈側兩個手指背面的皮膚。

手部正中神經損傷後運動障礙表現為：前臂不能旋前、屈腕，外展力弱，拇指、食指和中指不能彎曲，拇指不能對掌。

為什麼人的指紋都不相同

指紋是由遺傳基因決定的，而且指紋一旦形成，就成為每個人終生不變的一種標誌。即使用火燙、用刀割、用化學藥品腐蝕手指表面，可是等傷口痊癒後，指紋依然不變。

指紋由不同長短、形狀、粗細、結構的紋線組成，分斗、箕、弧三種基本類型。從指紋可看出遺傳規律和某些疾病的跡象，例如有一種先天性痴愚病，這種病人的指紋便不同尋常。所以，科學家正不斷探索研究利用指紋以及掌紋和足底紋等診斷疾病。

此外，科學家已研發出了一種「指紋鑰匙」，這種「鑰匙」就是人的指紋。只要用手指按一下設在門上的電腦，門就能自動打開。

指紋隨身碟是一種利用指紋識別技術為基礎的個人行動安全數據存儲產品。利用指紋隨身碟可良好地保存私密文檔，可以簡化用戶對多種帳號及密碼的保護和管理，可以根據指紋識別確認電腦用戶等。

大拇指為何只有兩個關節

人手上的食指、中指、無名指和小指都分為三節，唯獨大拇指卻只有兩節，這種結構對大拇指最適宜。

因為大拇指倘若僅僅由一節組成，那麼與其他四指配合抓握物體就顯得很不方便；如果大拇指是三節，那麼又會顯得軟弱無力，無法勝任一些力量較大的動作。

古猿靠四肢爬行，拇指或大足趾與其他四指（趾）分開，在樹上進行攀援活動時，三節的指或趾十分適宜，而兩節的拇指（趾）用處卻不大。古猿進化為人類之後，直立行走，上肢得到解放，由於經常使用工具，拇指變得十分粗壯有力。在人的手掌處，還產生一群發達的肌肉，使拇指能與其他四指配合活動。大拇指既能獨立工作，又能與其他四指協同工作。

所以說，大拇指的這種結構，是從猿到人進化過程中形成的合理結果之一。

▲你知道嗎？巧治手部裂口可以這樣做：取馬鈴薯一個，煮熟後去皮搗爛，加少量凡士林調勻，放在乾淨的瓶子裡備用。每次取少量塗於裂處，每日一至三次，數天即可治癒。

手部運動保健四法

（1）十指對壓、叉指轉腕

方法：曲肘雙手當胸，拇指在內，十指相對，以螺紋面相接觸，做有節奏的推壓，幅度由小到大，可做四至八次。然後十指相叉，各指自然夾持，不要用力，轉動腕關節二至八次到四至八次。每天早晚各一次即可。

作用：舒筋活絡，寬胸理氣，清新頭腦。

（2）先分後合、彈伸十指

方法：手握空拳，依拇指、食指、中指、無名指、小指的順序，依次彈伸各指。彈伸拇指時，可以食指壓之；彈伸其他各指，均以拇指壓之。左右手同時進行。力量由小到大，速度均勻和緩，自然呼吸。每次可做四至八次。然後雙手緊握拳，用力快速彈出十指，十指盡量背曲，呈荷葉掌。如此，連續二至八次到四至八次。每天早晚各一次即可。

作用：益氣活血，平衡陰陽，健腦益智。

（3）虎口相擦、按揉合谷

方法：兩手拇指、食指張開呈十字交叉狀，左右手相對，兩手稍用力同時做一正一反、一反一正方向的有節奏的虎口相對撞擦，可連續做八至十六次。然後以拇指按揉合谷（大拇指與食指分叉處向尺骨側三點三公分），左右交換，各按揉十六次。每天早晚各一次即可。

作用：通絡和血，寧神開竅，明目聰耳，健腦益智，清熱鎮痛，解表祛風。

（4）甩腕鬆指、擦熱掌背

方法：雙臂肘關節自然彎曲，腕、掌、指各關節放鬆，腕關節自然下垂，然後有節奏地上下甩動腕、掌、指關節四至八次。雙手掌相對用力擦熱，再擦熱手背。每天早晚各一次即可。

作用：活血化瘀，滑利關節，祛寒解表，健腦安神，消除疲勞。

▲你知道嗎？先握緊拳頭，然後用力鬆開，盡量伸展五指。每天做一次，每次三至五分鐘。這種運動可以消除緊張，使手部柔軟。

手部日常護理須知

每次清洗手部，難免會碰到一些含有鹼性的物質，肌膚的油分會有一定程度的流失。我們應該在清洗完畢後及時塗上護手霜，以減少水分蒸發，同時配合輕柔的按摩動作，也能有效維持手部的健康潤澤。

如果鹼性物質較多的話，洗淨手後需要用油性的護手霜，以防止皮膚上的油分和水分被鹼性物質破壞，而引起手的乾裂、粗糙。

除了擦護手霜外，我們還可按摩自己的手，促進血液循環，這樣可以保持雙手的柔軟、靈活和纖細。

注意飲食也可以對手形成保護作用。如果手部缺乏營養而長倒刺，應補充維生素 B 群，多吃豆類。皮膚容易破裂的女性，多吃魚頭、肉類、蛋類、牛奶和肝臟，更不可忽視綠色蔬菜和豆類。在寒冷的冬季，天氣缺少水分，手部會常出現乾燥脫皮現象，但這也是因缺乏維生素 B6 或維生素 C 所致。所以在冬季時應多攝入豆類或含維生素 B6、C 豐富的蔬果。

在廚房做家務時，不要以為事後擦了護手霜就可以保護雙手了，其實有時在碰到大量鹼性物質時還是應該戴上手套為好，這樣可以避免破壞皮膚的物質直接接觸到我們的雙手。我們指尖指甲邊緣容易產生硬皮或倒刺，這是缺乏水分的氣候導致肌膚水分流失所造成的。這時應該先用溫水浸泡雙手，用指甲剪將倒刺齊根剪去，千萬不要拔掉它，最後擦上保養品就好。洗衣服

或洗碗時，戴上手套可以保護雙手，但戴手套時間不宜超過十五分鐘，因為熱水會使手部出汗，弄濕手套內部。

手部應如何化妝

手的化妝包括皮膚與指甲兩個部分。

選擇皮膚化妝品，一方面要真正發揮作用，另一方面還要適合自己的具體情況。首先判定自己的皮膚是屬於乾性、油性還是中性。乾性皮膚宜用油類化妝品，油性皮膚宜用水類化妝品，一般皮膚適用淡油類化妝品。若皮膚有病，則不宜化妝。無論用何種化妝品，都應用溫熱水洗淨皮膚上各式各樣的灰塵和汗垢，使之柔軟富有彈性，然後再用護膚品。

許多女性喜歡在指甲上塗上光亮的指甲油形成很好的保護層，也使雙手增色添輝。指甲油應在指甲清潔修剪之後，先施一到兩層透明指甲油，然後再按自己的喜好，與膚色、衣著相配著色。若有條件可先塗打底護甲油，也可以加塗護甲霜，然後再加有色指甲油。所有的塗油均應自甲中央兩側及上下塗開塗勻，十指要均勻。

白天上班，最好用寧靜、柔和色調的指甲油。塗上非常鮮豔或過於黯淡、稀奇古怪顏色的指甲油去上班，引人注目，是不適當的。若去療養、休息、舞會，則可以大膽使用色彩鮮豔的指甲油。

鑒於指甲油內含有一種使指甲薄層變脆折裂的物質，故不宜經常使用，也不宜塗後很長時間不更換，大約一週左右要清理更換一次，使其有休息的間隙。更不能把丙酮塗在指甲上，丙酮會使指甲變得更加乾燥。

手反映了一個人的身心健康狀態，是我們身心健康狀況的真實紀錄者，有一雙健美柔潤的手無疑為我們增色添輝。透過手部按摩、手部鍛鍊、手部保健，可使它更好地為我們防病治病。

▍足

中醫認為，足是人之根，人體十二條經脈之中有六條經脈止於足部，這些經絡是運行氣血、聯絡臟腑、溝通表裡、貫穿上下的通路。足部的穴位有六十多個，約占全身穴位的十分之一。

腳──人體的第二心臟

現代醫學認為，腳離心臟最遠，因此，腳部血液回到心臟不僅過程長，而且如果沒有足夠的壓力，就很難順暢地流回心臟。因此，離心臟最遠的腳部血液必須憑藉腳部肌肉正常的收縮功能，才能使積存廢棄物的靜脈血經由微血管、小靜脈、靜脈流回心臟。可以說，腳部肌肉如同人體的「第二心臟」，其收縮功能的好壞決定著末梢循環的狀態。

中國醫學有「百病從寒起，寒從腳下生」之說，並認為連接人體臟腑的十二條經脈有一半起止於腳，還有六十多個穴位在腳上。足底反射學說以中醫經絡學和生物全息反射學為理論依據，認為腳與耳朵一樣，是人體的一個縮影。足底有很多人體內臟器官的反射區，足底反射過程，是透過人體經絡完成的。如果患者臟腑有病，就會在大腦皮質層形成一個病理性條件反射的興奮點，使興奮衝動傳達到足部反射區，形成另一個興奮點。也就是說，人體病變可以在足底穴位出現反應，好比「雨前風」，能在一定程度上預示人體健康狀態。

人的心、肺、肝、脾、胃、腸等臟器都在足底有特定的反射區，如果按摩這些反射區，就能透過經絡傳遞，協調臟腑功能，促進血液循環，形成防病保健作用。

足部按摩五大功效

（1）足部經絡暢通，身體自然健康

中醫認為人體氣血的運行、內臟功能的發揮、臟腑之間的維繫，臟腑與體表官竅的聯絡都以經絡為其通道。人體足部有足三陰經，足三陰經在足部流通並交接。另外奇經八脈中有三條經脈從足部起行。專家提醒，經常按摩

足部的經穴，對疏通經絡，保障氣血運行有著重要的作用，人體氣血運行暢通，疾病就會消失，身體自然就會健康。

（2）外治反射區、內調臟腑病

足部反射區是人體內部臟腑組織器官在體表的有規律的特殊對應點。足部反射區的氣、色、形、態的變化，反映了內部臟腑的病理狀態。如胃消化不好、噯氣等就會在足內側第一蹠骨關節下見到膚色黃萎，按之有脹痛感，手下有砂粒狀的觸感。當透過一段時間的按揉和壓刮，砂粒狀代謝物消失了。人的胃口好起來，吃飯增多了，也不噯氣了。

保健和治療中，只要抓住足部反射區的變化，透過按摩後，使其恢復正常，身體也就健康了。

（3）改善血液循環，濡養肌筋臟腑

「樹老根先枯，人老腳先衰」。人年齡大，首先是行走艱難。行走受限，最主要的是腿與足部缺少血液的營養。足部血枯肌萎，摸之僵硬，腳底肌肉無彈性。足部的按摩，按去沉積代謝物，摩鬆肌肉，滑利關節。使氣血循環得到充分改善，肌、筋、骨得到充分濡養，行走也就輕鬆了。

（4）激活內源藥物因子，增強免疫禦病能力

藥物都是外源性的。人長期吃藥，會產生抗藥性，這是普遍現象，也是人體的特殊功能。

足部按摩能促進內藥因子，使血漿腦內啡含量增加，可以促進痛覺調節和中樞控制血壓；按摩可以調節血漿皮質醇的含量並降低兒茶酚胺的比率，緩解過度的應激反應，增強免疫能力，使腫瘤易感性降低；按摩可以調整血漿中激素水準的異常，具有抗衰老作用；按摩可以使內分泌平衡恢復，還可以產生許多其他內藥分子，促使人體尿酸結晶等有害代謝物從小便排泄出，促進體液循環和身體代謝。

（5）腳部為全身的縮影，治腳可以調節全身

足部有人體各組織器官的反射區。人有病，反射區先有預兆。當人們發現了這個祕密之後，內病透過腳部的按摩，可以輕鬆得到緩解和治癒。

實踐中，足部按摩後，每次都會有腳底部發熱、全身暖和、小便增多、病痛減輕、睡眠改善、食慾大增等現象，無不說明身體在漸漸轉好。

為什麼腳會發麻

一個人連續坐上幾個小時，雙腳會發脹。與久坐相比，長時間站立不動就更不行了，不到一、二個小時，兩隻腳就發脹，時間再長些，足背還會腫起來。這是為什麼呢？

原來，人體內的水分含量極高，這些水分在體內不斷流動，保證了血液循環及各種新陳代謝過程的正常進行。如果由於某種原因使體內液體發生回流障礙，它就會滯留在組織間隙中，這時，人體如果進行適量的活動，透過肌肉的收縮放鬆，可以使液體恢復到平衡狀態。

如果長時間坐著或站著，由於地心引力的作用，血液會淤積在下肢靜脈中，使靜脈內壓力增加，微血管內壓力也隨之升高，促使血漿中的水分加速向組織間隙轉移。下肢組織間隙中的液體滯留過多，結果會先使人感覺腳發脹、發麻，然後出現腳腫。

▲你知道嗎？足部按摩的作用是消除氣血運行的障礙，疏通經絡，促進人體正常生理功能的恢復。然而，女性月經期間進行足部按摩，不僅無法緩解疲勞，反而會增加月經量，為身體帶來危害。

正確穿鞋與腳部健康密切相關

（1）穿鞋不當引起的腳部疾病

由於穿鞋不當引起的腳部疾病不下數十種，常見的有以下幾種。

槌形趾：不合腳的鞋子，尤其是高跟鞋或是鞋頭太短、太緊的鞋子都會使腳趾彎曲而形成槌形趾。槌形趾的趾頭會有些疼痛，嚴重的話甚至會脫臼。

因此鞋子表面最好由柔軟皮革製成，鞋頭要寬，以便讓腳趾有足夠的活動空間。

拇趾外翻：拇趾外翻大都是因為鞋頭太尖的鞋對大拇趾球區擠壓所造成的。拇趾外翻的腳因拇趾球區被鞋子摩擦壓迫，若發炎會有尖刺般的壓痛感。此類腳疾的人在選購鞋子時可參考槌形趾的建議。

足底筋膜炎：症狀是站著時很容易覺得腳底痠痛、疲倦而且有發熱現象。足底筋膜發炎的病因很多，穿著高跟鞋使腳承受不當的壓力是原因之一。要預防足底筋膜發炎，應該避免穿高跟鞋和太緊的鞋子，而且不要長期站立，以免腳底受壓迫，另外使用較柔軟的鞋墊亦可減少腳底的痠痛。

雞眼：雞眼和繭一樣，都是因為鞋子長期壓迫、摩擦腳部，而引起皮膚角質層變厚。雞眼中間有一深入皮膚內的堅硬核心，刺激此核心會有激烈的刺痛感。治療雞眼一般由專科醫生進行外科手術切除。穿鞋方面則唯有穿寬鬆合腳的鞋子，或是使用特殊結構的功能鞋墊來減輕腳底所受的壓力。

（2）挑雙合適而不僅僅美麗的鞋子

那麼，什麼是理想的鞋子呢？專家認為，理想的鞋子都應該有結實而柔軟的跟部支撐鞋底，十個腳趾可以在鞋裡自由地活動，並有舒服的襯底和足夠的內部空間。最理想的鞋子其實是跑步鞋，因為如今的跑步鞋在無數次的更新換代中融入了許多科技要素，最大限度地符合了人體需要。但運動鞋也需要在穿著半年後進行更換，因為鞋內的襯墊已經磨損了。

另外，對於美女不可缺少的高跟鞋也不必完全放棄。專家分析，不是所有的高跟鞋都對健康不利，高跟鞋的「健康標準」是在七公分以下，如果超過了七公分就成了雙腳的刑具。而且，過高的高跟鞋還會導致身體前傾，這樣的姿勢維持久了對骨盆極其不利。所以，鞋跟的高度最好在三至五公分之間。

▲你知道嗎？在美國，每六個人中便有一人的腳有問題，而三六％的患者認為，雙腳的毛病已嚴重到要看醫生的地步。足部手術費開銷已達每年二十億美元，因此而造成的工時損耗也達十五億美元。

香港腳的認識及應對

「香港腳」學名足癬，是由淺部致病真菌引起的。夏天悶熱潮濕的環境為真菌生長繁殖提供了良好的條件，再加上出汗多和足部新陳代謝增加，所以中招的人特別多。

「香港腳」看上去是小病，實則奇癢無比，讓人備感折磨，而且每次還會造成腳部皮膚的大面積脫屑，實在影響美觀。如果「香港腳」病繼發感染還會嚴重危害人體健康，造成自身傳染而引起手癬、體癬和甲癬，甚至還會傳染他人，因此絕對不是小問題。

患「香港腳」者可能都有體會，夏季該病主要以鱗屑水疱型和浸漬糜爛型為主。鱗屑水疱型最常見，常在趾間、足跖及其側緣反覆出現針頭大小的丘疹及疱疹，聚集或散在，有不同程度的炎性反應和搔癢，疱乾後脫屑，呈小的領圈狀或大片形，不斷脫落，不斷發生，有時僅以脫屑表現為主；浸漬糜爛型常見於第四、第五趾間，角質層浸漬、發白、鬆軟，剝脫後露出紅色糜爛面或蜂窩狀基底，有少許滲液，此型易繼發感染，病發急性淋巴管炎、丹毒等。

時下，有不少治療「香港腳」的外用藥品在做廣告。很多圖方便的患者會到藥店購買，塗抹後病症也會減輕。但實際上，「香港腳」是一種頑固性的皮膚病。如果想徹底根除，而不是年年都要受罪，就只能到正規醫院的皮膚科，請醫生對症下藥，服用一些抗真菌的處方藥，經過一段時間的治療，才能徹底解決問題。

▌生殖器官

生殖系統是人體產生生殖細胞，繁殖後代的重要組成部分。專家提醒，如今由於危險性行為、青少年性行為的提前、人工流產的增多，以及生殖系統感染，特別是愛滋病在全球範圍內的蔓延等，都使得人們的生殖健康面臨著嚴峻的挑戰。

男性生殖器官的發育特點

男性生殖器官分內外兩部分，內生殖器官有睪丸、輸精管和附屬腺；外生殖器官有陰囊和陰莖。

睪丸能產生精子，所以它是男性的生殖器官，睪丸中曲精小管上的間質細胞則分泌大量雄激素和少量雌激素，所以又是男性重要的內分泌器官。

青春期前，睪丸處於幼稚狀態，容積不足三毫升，睪丸中產生精子的曲精小管又狹又細，看不見管腔。十歲左右，曲精小管開始發育，管壁出現少量的精原細胞，十二歲左右，睪丸迅速發育，容積增到十二毫升以上，曲精小管的長度和曲折度都增加，管壁的精原細胞則不斷分裂繁殖，逐步發育成各期生精細胞，最後產生精子，同時間質細胞分泌雄激素等。

睪丸裡產生的精子還未完全成熟，它進入附睪後繼續吸取營養並發育。輸精管緊接附睪尾部，與儲精囊的排泄管合成射精管，通過前列腺開口於尿道。睪丸→附睪→輸精管→射精管→尿道口，是精子外振的必由之路。

在睪丸等發育的同時，儲精囊、前列腺和尿道球腺等附屬腺體也加快成熟，各自分泌具有特殊刺鼻氣味的乳白色黏稠液，與精子匯合成精液，對精子的生存和活動極為重要。

男性的外生殖器有陰囊和陰莖。陰囊是一個薄壁囊袋，內裝睪丸和附睪，兩側各一。兒童時期陰囊皮膚柔嫩，容積小，青春期開始後隨睪丸的發育而逐步增大，出現色素沉著。陰囊的皮下彈力纖維有良好的伸縮性，遇冷收縮成皺摺以保溫，熱時則展開以幫助散熱，從而保證睪丸在正常溫度下發育和發揮功能。

陰莖由三條海綿體構成，前端膨大為龜頭，上有尿道開口。陰莖在十一至十四歲期間開始發育，比睪丸增大約晚一至二年，十五至十六歲發育如成人狀，具勃起功能，出現首次遺精。

前列腺的分泌液是精液的組成部分，它對於促進精子的活動能力與正常受精極其重要。當老年時，由於體內激素水準的改變，會出現不同程度的增生，造成前列腺肥大。嚴重的會壓迫尿道，引起排尿困難。

男性生殖器的包莖和包皮過長

包莖是包皮口狹窄或包皮與陰莖頭黏連,使包皮不能上翻外露陰莖頭。包皮過長是包皮覆蓋於全部陰莖頭和尿道口,但仍可上翻。

包莖、包皮過長,易在包皮下積聚由皮脂腺分泌物和上皮脫屑組成的包皮垢或包皮結石,易發生細菌感染,引起陰莖頭包皮炎。慢性發炎可造成包皮陰莖頭黏連,甚至導致尿道口狹窄。包皮垢的慢性刺激和陰莖頭包皮炎的反覆發作,常是引起陰莖癌的重要因素,早期施行包皮環切術,對預防陰莖癌有重要意義。

嚴重的包莖、包皮開口狹小,會導致排尿時包皮鼓起,排尿困難。由於尿流阻滯,不但易繼發感染,且會引起上尿路擴張和腎功能損害。

包莖、包皮過長不僅限制龜頭和陰莖的發育,更嚴重的是,積存大量包皮垢之後,既不衛生也會成為陰莖癌和婚後妻子子宮頸癌的誘因之一。據世界衛生組織統計,包莖和包皮過長者,陰莖癌的發病率提高十至十二倍,其性伴侶(妻子)子宮頸癌的發病率提高四十至四十五倍。

專家認為,包莖和包皮過長,目前最理想的治療方式是儘早施行包皮環切術。

▲你知道嗎?丈夫不講究個人衛生,生殖器不潔(尤其是包莖和包皮過長引起的不潔),或患有尿路感染和陰莖、龜頭炎等發炎症狀,對妻子的健康會構成嚴重威脅。

正確認識女性生殖器官

女性的生殖器官分為內生殖器官和外生殖器官兩部分。

內生殖器官包括:陰道、子宮、卵巢和兩側輸卵管。

(1)卵巢:生殖腺受荷爾蒙的刺激而發育成卵巢。女性的卵巢是在胚胎時期第十至十一個星期開始生成,早期卵巢的位置是在上腹部靠近腎臟的地方,至生產前才降至骨盆的邊緣。它和男性的睪丸相同,是女性最主要的生殖器官,以及卵子生成及分泌荷爾蒙的地方。

　　(2) 子宮：是由肌肉構成的袋狀器官，位於下腹部，像一個倒放的梨子。子宮內膜在月經週期中會產生變化；在懷孕開始時，是受精卵生長的地方。而子宮的肌肉壁在生產時，有協助分娩的功能。

　　(3) 子宮頸：在陰道的子宮底部。精子從子宮頸進入子宮，經血亦從這裡流入陰道而排出體外。在排卵時，子宮頸分泌液稀釋呈水狀，其他時候就變得濃稠，並形成栓塞，隔絕子宮頸的入口。

　　(4) 輸卵管：輸卵管分為左右兩部分，可承接卵巢所生產及釋出的卵子，也是卵子與精子相遇的地方。

　　(5) 陰道：是一個彈性組織，可以隨著進入陰道的外物體積大小而高速擴大，其程度可以大到容納一個嬰兒頭部。通常陰道長度為五至七公分，性興奮時可伸長為十公分左右。

　　女性外生殖器官包括：陰蒂、大陰唇和小陰唇。

　　(1) 陰蒂：陰蒂在胚胎組織學上看，跟男性陰莖上的龜頭是相同的組織。在胚胎過程中才轉換成男性或女性。陰蒂內有許多神經，而這些神經的作用影響到整個小陰唇及陰部。它的神經末梢在內部，影響整個小陰唇。故陰蒂是女性生殖器官最敏感的地帶，也是性感的地帶。

　　(2) 大陰唇：是提供尿道口與陰道口保護的地方，內含大量的脂肪組織和一層薄而平滑的肌肉。陰毛長在外陰的兩側，而汗腺、油脂腺和神經末梢則散布在外陰唇上。

　　(3) 小陰唇：小陰唇的兩片肉褶，緊鄰大陰唇，布有神經末梢，相當敏感。

女性生殖器官發炎預防

　　女性生殖器官發炎大部分是細菌感染所引起的。正常健康的女性因陰道及子宮頸等組織的解剖學及生物化學特點，對病原體的侵入有自然防禦功能，當這種防禦功能遭到破壞時，病原體易於侵入，而引起生殖器官發炎。日常生活中預防的措施有以下幾點：

（1）注意外陰部的清潔衛生，每日至少清潔外陰一次，清洗時禁止將手指伸入陰道內胡亂觸摸，防止感染。

（2）生活要有規律，勞逸結合適當，不要使自己經常處於高度緊張狀態，以免抵抗力下降。平時陰道內的病原體因身體抵抗力強並不發病，當抵抗力低下時，病原體隨即繁殖，引起感染而發病。

（3）便後擦拭時，應當用柔軟的衛生紙向側方或由前向後擦，以免將病原體帶入陰道內，擦時用力不可過大，以免擦傷外陰皮膚。

（4）不可用旅館、浴池、游泳池等的公共毛巾，以免受某些病原體感染，坐式馬桶邊也可能被汙染，應注意。

（5）妊娠最後一個月禁止性交，以免發生產後感染。

▲你知道嗎？尖銳濕疣的臨床表現是：肛門、生殖器處有少數粟米或綠豆大小的凸出物，表面粗糙，淡紅色，質地柔軟，外形如乳頭、菜花或雞冠狀，根部有蒂，有惡臭味的分泌物。

不射精的原因

不射精是指陰莖勃起堅硬、性交時間很長，但達不到性高潮和快感，無法在陰道內射精，醫學上叫做不射精症。這種疾病是男性的常見病。

不射精症發生的原因是多方面的，常見的有以下幾種情況：

（1）性知識缺乏

如果不瞭解性知識或性交姿勢不良，達不到足夠的性興奮，或者是缺乏良好的性交環境，如恐懼、抑制等都會導致不射精的發生。

（2）身體因素

例如性交過繁、過度勞累、體力消耗過大、勉強進行性生活等也會出現不射精。

（3）酗酒

飲酒過量或嗜酒成性也會引起性能力下降。

（4）精神因素

例如工作壓力過大，精神負擔較重也可能影響性能力。雖以前有過射精，但在過重的精神壓力下可能會繼發不射精。

若因器質性病變引起者，如神經性病變、手術後、毒物影響，則在任何情況下都不排精。若同房時不射精，在其他時候有時射精，此即「功能性不射精」。

預防本病的發生，主要在於生活調養方面。防止性交過程中過度緊張，盡量避免性生活過度，加強體育鍛鍊，是行之有效的方法。另外，忌服辛辣飲食，戒菸、減少飲酒，亦可預防本病的發生。

▲你知道嗎？男性每次射精約三至五毫升，其中精子超過一百億個，其量相當於精液的三％。

瞭解異常月經

女人的月經，非常有規律，大約每隔二十八天為一個行經週期，故又稱之為「癸水」、「月事」或「月信」。

女性疾病中約有三％是月經出現毛病，而大多數毛病的成因都比較簡單，都可治癒而不用擔心。一般情況下，健康女子在十四歲左右，月經開始來潮，第一次月經來潮稱為初潮。初潮年齡可受體質、營養、地域、氣候及文化影響而提早或推遲，因此，女子初潮年齡早至十一歲，晚至十八歲，均屬於正常範圍。

月經週期主要受腦下垂體、下視丘及卵巢所分泌的激素來調節控制，規律的月經週期是對身體內分泌功能正常的反映，但如果月經異常，就說明身體的內分泌功能可能發生紊亂。許多婦科疾病會引起月經異常或月經失調，出現月經不規律，提前或延遲，月經量過多或過少，甚至閉經等症狀。下列一些症狀及病徵有助於女性對異常月經有所瞭解和認識。

（1）生理痛

西醫學將生理痛分為兩類，因子宮發育不全、黃體激素分泌不足、子宮頸過長或閉塞等疾病引起的原發性生理痛，和因盆腔內生殖器出現發炎及腫瘤等疾病引起的繼發性生理痛。因此，出現生理痛，應到醫院接受檢查，以確定病因。患者自己應採取適合自己的應對方法為佳。一些有效的方法有：坐下或臥床休息、洗熱水澡或用熱水袋熱敷痛處、服止痛藥；疼痛甚者可進行針灸治療或穴位敷貼治療。

（2）停經

一向有規律的月經，突然停經超過一星期以上，則極有可能為妊娠。妊娠婦女除了停經，還會出現嘔吐、白帶增多、乳房脹滿、發燒、腰痛等早孕反應。如果停經超過一星期以上，可到婦產科檢查，尿液篩檢即可作出判斷。

（3）閉經

閉經分為原發性閉經和繼發性閉經兩類。年滿十八歲尚無月經來潮的叫原發性閉經；而月經來潮後又中斷持續三個月以上的叫繼發性閉經。

繼發性閉經的原因很多，或因生殖器發育不良引起的，或因內生殖器疾病及內分泌功能紊亂引起的，或服避孕藥有時也會導致經血量少或無月經。其他，如遺傳因素、營養不良、精神緊張、過度肥胖與消瘦等因素都可能導致閉經。閉經的治療方法很多，但主要是激素治療。

（4）停經

月經完全停止一年以上即稱為停經，常見於四十歲以上進入更年期的女性。進入更年期的女性通常會喪失生育能力，一些老化徵象開始顯現。如不是因更年期引起的停經，則極有可能為疾病所引起，如產後大出血導致腦下垂體前葉廣泛壞死、感染引起的卵巢早衰、有家庭遺傳史以及性腺發育不全的患者，均可能出現過早停經的現象。因子宮及卵巢腫瘤而手術切除或進行化療的患者也會出現停經，這是由於激素分泌功能喪失所致。

（5）倒經

又稱為逆經，表現為經前或經期出現吐血或鼻出血，並且隨月經乾淨而停止，而月經量明顯減少甚至沒有。體檢時可見患者有氣管、胃部的黏膜病變、支氣管或鼻咽部發炎。中醫認為逆經多為火熱上炎所致，月經期衝脈氣盛上逆，損傷陽絡而發生吐血。

（6）月經過多

經血量太多或月經時間延長，有時稱為「血崩」。一般是因激素不平穩、子宮肌瘤、流產、子宮環等引起。如找不到明顯的成因，醫生有時會把它列為機能障礙性子宮出血。

（7）機能障礙性子宮出血

如果月經的正常規律有所改變，如經血量很多或月經週期不規則等，卻又找不出什麼原因，就稱為機能障礙性子宮出血或機能不良性子宮出血。該情況常見於開始來月經的女孩或接近更年期的婦女。其病因常懷疑是激素分泌不平衡所致，可併發貧血，但本病通常是一種暫時性的機能障礙，不治療也可痊癒。

（8）更年期後出血

停經期過後的不正常子宮出血，即更年期後出血。更年期一般從四十多歲開始，這時兩次月經中間的間隔會越來越長，然後月經會突然停止或經血量逐次減少直至沒有。雖很難確定更年期何時結束，但更年期後出血一定要告訴醫生，一般來說，最後一次月經後三至六個月又出血，一定要報告醫生。

▲你知道嗎？專家提醒，女性月經期間只適宜進行一些較緩和的運動。緩和運動能改善血液循環，對子宮造成輕柔的按摩作用，有利於月經短暫排出，進而減輕經期小腹脹痛、下墜等不適。

久坐沙發對睪丸不利

現在，坐柔軟沙發的人越來越多，有些人一屁股坐在沙發上，看電視是幾個小時不動，誰也不會想到這柔軟舒適的沙發竟會為睪丸的功能帶來損害。

人類本來的坐姿，是以坐骨的兩個結節作為支撐點，這時陰囊輕鬆地懸掛於兩大腿之間，然而坐在沙發上時，原來的支點下沉，整個臀部陷入沙發中，沙發的填充物和表面用料就會包圍、壓迫陰囊，當陰囊受到壓迫時，靜脈回流不暢，睪丸附近的血管受阻，瘀血嚴重時可導致精索靜脈曲張，患者會出現睪丸下墜沉重、下腹部鈍痛感等症狀。

精索靜脈曲張時，睪丸新陳代謝所產生的有害物質無法及時排出，也得不到足夠的營養，這就會損害睪丸正常分泌睪固酮的功能，使睪固酮分泌減少。睪固酮是維持男子性功能和產生精子的動力，一旦缺乏，勢必導致男子性功能障礙和不孕症。

醫學專家建議，須長時間久坐的座椅應以硬椅為佳，購買沙發時，應充分考慮沙發的彈性硬度，過於柔軟的沙發最好鋪一層堅硬的坐墊。隨著汽車的顛簸，長途駕駛者睪丸受壓更為嚴重，所以不僅座椅要鋪上坐墊，連續駕車一段時間後還應下車散散步，以活動全身，疏通經絡，改善局部血液循環，讓睪丸得到放鬆。

▲你知道嗎？成年人，每條曲精小管的直徑為一百五十至二百五十微米，每條的長度為三十至七十公分，最長的可達一百五十公分。一個睪丸裡約有三百至一千條曲精小管，其總長度為二百至三百公尺。

▌皮膚

皮膚是人體最大的器官，它具有保護、感覺、吸收、分泌與排泄、代謝、調節體溫和免疫穩定等作用。健康的皮膚不但能完成以上功能，還能使人容光煥發，增加青春魅力。

皮膚的生理功能

皮膚位於人體表面，是人體的第一道防線，具有十分重要的功能。人體的皮膚與其他器官及組織一樣，參與全身的機能活動，以維持身體和外界自然環境的對立統一，維護人體的健康。

皮膚的主要功能有哪些？

（1）保護作用：表皮的角質層堅韌而緻密，對外界的各種機械刺激有一定抵抗力，可防止水分和化學物質滲入，還能調節水分，阻止水分蒸發與散失。皮下脂肪可以造成軟墊作用，皮膚中的色素則能防止陽光中的紫外線進入，避免對皮膚的損傷。

（2）調節體溫作用：人體能維持三十七度℃左右的恆溫，主要靠皮膚的調節作用。

（3）感覺作用：皮膚裡遍布神經末梢和神經小體，可接收溫覺、痛覺、觸覺和壓覺。這種感受外界各種刺激的本能是保衛生命和使身體與外界環境相適應必不可少的，對人的生存具有極其重要的意義。

（4）分泌和排泄作用：皮膚的皮脂腺和汗腺參與身體的代謝。

（5）吸收作用：可吸收類脂質溶解物。

（6）代謝作用：皮膚經紫外線照射後，可把它所含的膽固醇轉變為維生素 D，維生素 D 與人體內鈣和磷的代謝密切相關，皮膚細胞還可產生膠原酶，有助於延緩皮膚衰老。

▲你知道嗎？魚鱗癬是一種病因尚不清楚，也缺乏有效治療方式的先天性皮膚疾病。其症狀表現為皮膚粗糙、乾燥且嚴重鱗屑化。

人體為何有不同膚色

原來，在人體表皮最下面的一層裡含有許多黑色的細小顆粒體，叫做黑色素體。在人體的皮膚裡有一種細胞叫做黑色素細胞，這種細胞受太陽光中的紫外線照射，就會產生黑色素，黑色素又逐漸地變成了黑色素體。

血液顏色影響膚色。人體皮膚的顏色主要是由黑素體的多寡決定的，另外透過皮膚所能見到的血液顏色也會影響皮膚的顏色。

在熱帶生活的人們，由於長期過量地受到陽光中紫外線的照射，黑色素大量地在皮膚內沉積，所以皮膚呈黑色。黑色的皮膚對陽光中紫外線能夠形

成類似於濾光片的作用。應該說,黑色的皮膚是人類適應熱帶沙漠或森林生活所必須的「保護武器」。

在歐洲阿爾卑斯山脈以北的地區,由於經常受溫暖氣流的影響,所以冬季經常陰天,照不到太陽,如果大量地受陽光照射,會損害人的皮膚。相反地,如果陽光照射不足,也會對人體產生不利的影響,人體自身合成維生素 D 就需要陽光中紫外線的參與。如果人體內維生素 D 過少,就會影響骨髓的發育,得「軟骨病」。所以在這種環境下生活,就需要淺顏色的皮膚以利於紫外線的通過,在北歐生活的白種人,皮膚為白色,大概就是出自這個原因。

黑色素的產生比較複雜,它是人體中的胺基酸在化學變化過程中,經過若干分子結合而生成的,它決定了皮膚顏色,但如果黑色素的代謝發生障礙,不論是什麼人種,都會罹患白化症。

白化症患者的皮膚和毛髮呈現白色,有些患者僅體表的小範圍區域呈白色,這是由於僅僅該小範圍區域的黑色素細胞功能異常,這種情況被稱為「侷限性白化症」。另有部分患者全身呈白色,這種情況被稱為「全身性白化病」。

皮膚也有呼吸功能

呼吸原本是肺臟的功能,可是皮膚也能進行氣體交換。其實,早在一八五一年,獸醫學家蓋爾赫就發現了這一奇蹟。可惜,他的學說被冷落了一個世紀,直到一九五〇年代才引起人們的重視並得到進一步的研究。

現已弄清,人的整個體表都能進行呼吸,甚至連最厚的腳跟皮膚和長滿頭髮的頭皮也不甘寂寞。不過,最「擅長」呼吸的部位還是胸部、背部和腹部的皮膚。

有趣的是,皮膚的呼吸作用甚至比肺泡還要大,因為它直接與外界空氣接觸,也沒有肺泡在藉助呼吸道吸入空氣時所留的「死腔」,皮膚與同等面積的肺泡相比,呼吸效率還略高於肺泡。但是,體表面積只有肺泡面積的四〇%左右,故皮膚的吸氧能力僅占八十分之一,排出的二氧化碳也只有九十分之一。所以,從生理角度看,皮膚的呼吸作用並無多大價值。

　　儘管如此，我們卻不能認為皮膚的呼吸作用是「狗拿耗子」多管閒事。如果不經常洗澡，汗垢將會堵塞皮膚的呼吸通道，影響皮膚細胞的新陳代謝等功能。運動後洗個溫水澡之所以讓人覺得輕鬆解乏，十分愜意，與皮膚的「呼吸道」得以暢通不無關係。

　　▲你知道嗎？美容專家提醒，每天晚上若不洗淨臉上的灰塵和粉脂，就會「憋」死皮膚，加速臉部皮膚細胞的死亡，使人顯得特別蒼老。

人體為什麼會起雞皮疙瘩

　　天氣冷的時候，突然跑到室外去，會禁不住冷得發抖，你再仔細地看看全身皮膚，會發現汗毛豎立起來，皮膚上起了一小粒一小粒的東西，這就是我們通常所說的「雞皮疙瘩」。那麼，雞皮疙瘩是怎樣形成的呢？

　　人體的皮膚有著許多特殊的功能，比如，保護我們的內部器官，使它們免受外來的各種侵害；能敏捷地感受冷、熱、痛、壓等外來刺激；排泄汗液，以調劑體溫等。

　　當我們突然感到冷時，皮膚下面的感覺細胞立即透過神經報告大腦，大腦皮質立即發出命令，使皮膚上的汗毛孔收縮，汗毛下面的豎毛肌也接到命令而收縮，使汗毛豎立起來。

　　這時皮膚的表面變得很緊密，於是一個個小疙瘩就起來了，像一道牆壁一樣。同時，皮膚表面流動的血液量也會下降，使身體內的熱量散失量減少。所以，皮膚感到冷時會起雞皮疙瘩，這是皮膚自衛作用的表現。它能保存身體的熱量，同時也是皮膚告訴人的一個信號：應該注意保暖了！

　　還有一種情況，當人受到突然的驚嚇時，皮膚上也會起雞皮疙瘩。

　　▲你知道嗎？痣和色素痣差不多，都是一種常見的皮膚病。一般認為，在人的皮膚裡有許多種細胞，其中的一部分細胞由於進行了錯誤的發育，因而人的皮膚上就長出了痣和色素痣。

為什麼人體皮膚會出汗

人的體溫是恆定的，一般保持在三十七度℃左右，由神經系統中的體溫調節中樞控制，使身體產熱和散熱保持相對平衡。

人們吃進食物，透過消化吸收所釋放的能量一部分轉化為人們的工作活動，一部分以熱的形式向外界發散。透過散熱過程，身體才得以保持一定的體溫。

皮膚是人體散熱的主要管道。當外界溫度低於皮膚溫度時，輻射、傳導和對流是主要的散熱方式；當外界溫度高於皮膚溫度（三十三度℃）時，出汗便成了人體主要的散熱方式。夏天，氣溫經常在三十度℃以上，有時可高達三十八度℃，出汗就成了人體主要的或唯一的散熱方式。因此，夏天人們出汗最多。

汗是汗腺分泌出的一種稀淡液體，熱刺激汗腺分泌汗液。除此之外，像情緒緊張、飲水過多、身體活動（運動或工作）量大，也會刺激汗腺分泌汗液。汗腺活動主要在於調節體溫，其次也有排泄的作用。大量出汗時，汗液成為汗珠滴落或被擦乾，散熱效果就不佳；讓汗液留在皮膚表面漸漸蒸發，就有較好的散熱作用。

汗液的蒸發是一種重要的人體散熱途徑。汗液的蒸發速度，與周圍環境的溫度和通風情況密切相關。研究發現，從皮膚表面每蒸發一克汗液，約可帶走五百八十卡熱量。

如何治療狐臭

腋臭又稱狐臭，是腋窩大汗腺分泌物中的有機物被細菌分解後產生的不飽和脂肪酸所致的一種特殊氣味，以青年女性常見。腋臭雖無美觀之虞，但使人在精神上形成壓力、不安及挫折感，進而形成社交上的障礙，嚴重阻礙正常人格的發展。

狐臭的手術療法主要有：

（1）梭形組織切除法：將有腋毛部位的皮膚組織梭形切除，然後將皮膚拉攏縫合，此法能徹底治療腋臭，但術後遺留疤痕明顯，有時疤痕攣縮會影響上臂的活動度。

（2）小切口剝離術：在腋部作一縱小切口，長約三公分左右，然後用刮勺進行搔刮，除去毛囊和汗腺組織，此法疤痕小，但易形成血腫，而且效果不徹底。

（3）S型切開薄皮瓣法：沿腋窩長軸設計S型切口線，形成兩個橢圓形皮瓣，將皮瓣下的毛囊及皮下淺層脂肪修剪，變成薄層皮瓣，再復位縫合。此法皮膚張力小，術後疤痕不明顯，毛囊、汗腺去除徹底，不易復發，但修剪不當容易造成切口緣皮瓣組織壞死。

（4）腋窩抽吸法：此法是從脂肪抽吸術演變而來。在腋窩做一長約一公分的小切口，然後向腋窩抽吸區進行灌注麻醉，再透過小切口用抽吸管進行皮下淺層抽吸，可以將毛囊及汗腺組織破壞和吸出，此法痛苦小，術後癒合快，疤痕小，安全、效果好，但若抽吸時動作粗暴會造成表皮的壞死。

總之，各種腋臭治療方法皆有利弊，具體的方法可根據腋臭的嚴重程度及患者本人的意願進行選擇。

治療注意事項：

（1）要注意清潔，經常淋浴，勤換衣服。

（2）保持皮膚乾燥，保持腋窩、乳房等部位的清潔。

（3）每天用肥皂水清洗幾次，甚至將腋毛剃除，不讓細菌有藏身之處。

（4）在治療中，要保持心情開朗，且不宜做劇烈運動。

（5）戒菸酒，少吃強烈刺激的食物。

（6）本病的治療方法主要是以外治為主。

　　▲你知道嗎？治狐臭的小偏方：拿一塊沾水後的紗布（微濕），沾上小蘇打粉在患部均勻塗抹即可，這種方法基本上只能治標不能治本，且使用時間不能超過二十四小時。將鮮薑洗淨、搗碎，用紗布絞壓取汁液，塗汁於腋下，每日數次。

維生素有利皮膚健美

　　一個健康且具有良好營養的人，皮膚應是光滑、豐腴、富於彈性和光澤的；而體弱多病、營養不良的人，其皮膚則表現為蒼白無光，還易生黑斑、暗瘡、滿臉皺紋等，顯得比同齡人衰老。研究表明，膳食中如能營養均衡，吸收足量的維生素和碳水化合物，可以健美人的肌膚。

　　（1）維生素 A

　　亦稱美容維生素，可以使皮膚柔潤、眼睛明亮，並減少皮脂溢出而使皮膚有彈性。飲食中如缺少維生素 A，皮膚表現為粗糙、無光澤、易鬆弛老化。預防的方法是多吃胡蘿蔔、番茄、橘子、菠菜、芹菜、大蒜、檸檬、馬鈴薯、麥芽、植物油、蛋黃以及奶、動物肝臟等。

　　（2）維生素 B 群

　　如果膳食中缺少維生素 B1，除人體易感疲勞、抵抗力降低外，皮膚也易乾燥並產生皺紋。維生素 B2 缺乏，會導致口角炎和脂漏性皮膚炎、粉刺及色斑等。治療應多吃麥芽、蜂蜜、雜糧、豆類、蔬菜、水果。維生素 B6 有益皮膚，還有美髮之效，可從香蕉、甜菜、蛋黃、蔬菜、穀物及豆類中攝取。

　　（3）維生素 C

　　維生素 C 可清除毒素，促進膠原合成，具有較強的抗氧化作用，可以降低黑色素生成與代謝，因而具有保持皮膚潔白細嫩、防止衰老的功效。柑橘、葡萄、芹菜、番茄、生菜、柿子、乾果和花粉、奇異果等富含維生素 C，多吃有益皮膚健美。

（4）維生素 E

維生素 E 具有保持皮膚彈性、抗氧化物侵蝕和防止皮膚細胞早衰的作用，存在於麥芽、穀物、植物油、芹菜、花粉、豆類之中。

▲你知道嗎？脂肪攝入過少，皮膚會因缺少脂肪的充盈和滋潤，而顯得乾澀無光澤。但脂肪攝入過多，易使皮下脂肪堆積，引起肥胖，也會造成皮膚脫屑、脂漏性皮膚炎、痤瘡等皮膚病，影響皮膚健美及美容。

▌身材

身材是體型的綜合概念，身高、體重、骨骼結構與比例、肌肉發達程度、皮脂含量、身體姿勢等都是評價身材的綜合性指標。任何人體美都必須遵循勻稱、和諧、協調及各部分基本符合黃金比例的標準，同時輔之以良好的氣質、自然的風度等條件。

影響人體身高的主要因素

人體身高除受人種、年齡、營養和社會環境等因素影響之外，主要取決於遺傳基因。遺傳基因可以透過人體各種內分泌的生長激素進行控制，生長激素可促進骨骼、肌肉、結締組織和內臟的增長，使身體長高。如果生長激素分泌過多，會長成「巨人」或形成「肢端肥大症」；分泌過少，則形成「侏儒症」。侏儒是指身高低於一百二十公分的男女。一般來說，男性低於一百四十五公分，女性低於一百三十五公分，屬矮小身材，不一定有生理上的異常。

甲狀腺素、腎上腺皮質激素、性激素等內分泌素也直接透過體內物質代謝而影響人體的生長發育，所以，生長發育的遲緩是內分泌系統功能紊亂的主要症狀之一。

人的細胞核內，約有五百萬個「遺傳基因」，正是這些遺傳基因決定著人的相貌、胖瘦和高矮等。人體身高一般的遺傳規律是：

（1）父母都高，其子女高（高加高，生高）。

（2）父母一高一矮，其子女也高（高加矮多數生高）。

（3）父母都矮，其子女矮（矮加矮，生矮）。

人體在自然情況下增長身高極限的平均年齡為二十五歲。

女性標準身材如何衡量

理想體重＝四十五點五公斤＋二點三 ×（身高 －一五二）／二點五四。

理想胸圍：由腋下沿胸部的最豐滿處測量胸圍，應為身高的一半。

理想肩寬：量兩肩峰之間的距離，肩寬應等於胸圍的一半減四公分。

理想腰圍：量腰的最細部位，腰圍應比胸圍小二十公分。

理想髖圍：量體前恥骨平行於臀部最大部位，髖圍應比胸圍大四公分。

理想大腿圍：量大腿的最上部位，臀折線下，大腿圍應比腰圍小十公分。

理想上臂圍：量肩關節與肘關節之間的中部，上臂圍應等於大腿圍的一半。

理想小腿圍：量小腿最豐滿處，小腿圍應比大腿圍小二十公分。

理想足頸圍：量足頸的最細部位，足頸圍應與小腿圍相等。

理想頸圍：量頸的中部最細處，頸圍應與小腿圍相等。

理想上、下身比例：以肚臍為界，上下身比例應為五：八，符合「黃金比例」定律。

▲你知道嗎？專家指出，與體格生長發育有緊密關聯的營養素包括：蛋白質、鈣、維生素 D 等。在營養均衡、能量充足的基礎上，應注意補充上述幾種營養素。

完美身材的七件事

每個女孩都想擁有完美的身材，但要怎樣才能使身材完美呢？

（1）一定要吃早餐

早餐是每天的活力來源，若不吃早餐，便會整天無精打采，且白天多活動，比較容易消耗卡路里，假如在晚間才進食，反而較易令人胖。

（2）選擇合適的內衣

要保持完美的身材，必須選擇適合你體型的內衣褲，如尺碼過大便不易發覺自己胖了；但尺碼過小會把贅肉擠出，使身材更難看。

（3）不宜經常穿高跟鞋

很多人為了追求美感，每天均會穿高跟鞋，這會令走路時重心向外，不但對骨骼不好，且令身材變形，很容易使拇趾外翻及有雞眼等問題出現。

（4）不應蹺腳坐

很多人都有蹺腳坐或將腳交叉坐的習慣，長期蹺腳坐會對體型有不良影響，很容易導致盆骨彎曲、肌肉附著不正確的位置，身材亦會變得相當難看。

（5）注意睡姿

最佳的睡姿是仰躺睡，讓身心同時放鬆自然入睡，就能有良好的睡眠。側睡時若姿勢不正確，對脊椎及內臟都有不良影響，而趴著睡則會對心臟造成壓力。

（6）應多浸浴

沐浴可促進新陳代謝及身心放鬆，浸浴尤其見效，全身浸於熱水中，效果是一般沐浴所無可比擬的，若有時間，可悠閒地浸浴，舒解所有壓力。

（7）晚上十一點前入睡

每晚入睡後，是人體各種荷爾蒙分泌最旺盛時，若於這時熬夜，會造成內分泌失調，若於熬夜時吃宵夜，會對身材及肌膚造成危害。

▲你知道嗎？醫學史上最重的女性是美國人羅莎莉·布拉德福德，一九八七年一月她體重最高達到五百四十四公斤。之後她得了心臟病，為了

保命，被迫減肥，到一九九四年她的生日，體重降到了一百二十八點三公斤，一九九八年八月四日她在《黃金時段：金氏世界紀錄電視展播》中露面。

怎樣才能吃出好身材

亭亭玉立的健美身材是女性夢寐以求的願望。那麼怎樣才能實現這一美好的願望呢？除了堅持體育鍛鍊外，還要特別注意飲食調理。因為身材與飲食習慣密切相關。

（1）要常吃一些脂肪含量低、蛋白質含量高的肉類：如瘦肉、魚類、雞肉、兔肉等。

（2）要多吃些新鮮、含鈣質豐富的時令蔬菜，以促進骨骼發育。

（3）要注意不吃或少吃過甜或過鹹的食物。

（4）要適量喝水：每頓飯前喝一些水或湯，不飲食過飽。

（5）要按科學的方法進食：即「早餐吃好，午餐吃飽，晚餐吃少」的原則進食。由於澱粉類食品容易使人發胖，所以攝入量以維持人體需要為標準，盡量避免在一餐中同時食用兩種以上的高澱粉食物，避免或完全不吃含糖乳製品，如甜牛奶、甜豆漿等。

（6）要注意按一定順序進食：先吃蛋白質類食物，後吃澱粉類，再喝果汁類飲料。

▲你知道嗎？醫學史上最重的男性是住在美國華盛頓州班布里治島的喬恩·米諾克，他身高一百八十五公分，當他一九七八年因心臟病和呼吸困難被送進醫院時，體重為六百三十五公斤。

減肥的運動處方

隨著人們生活水準的提高，肥胖者日益增多，肥胖已成為當今重要的流行病之一，嚴重威脅著人類的身體健康。於是各式各樣的減肥方法應運而生。然而實踐證明，防治肥胖的最佳療法還是運動。

（1）肥胖兒童的運動處方

運動項目：宜用以移動身體為主的運動項目，如長跑、散步、游泳、踢球、跳繩、接力跑、騎自行車和娛樂性比賽。有條件者可在室內的跑步機或走步機上鍛鍊。

運動強度：肥胖兒童由於自身的體重重、心肺功能差，運動強度不宜過大。以心率為標準，運動時應達到個人最高心率的六〇％至七〇％，開始運動時心率可稍低些，如一百至一百一十次／分；以耗氧量為指標，一般應取個人最大耗氧量的五〇至六〇％作為有氧運動強度。

運動頻率：肥胖兒童進行運動減肥，一是要減掉現在體內的脂肪；二是要培養其長期堅持運動的良好習慣，以便成年後達到理想的體重。適當的運動頻率可使肥胖兒童不致於對運動產生厭惡或害怕的心理而中止運動，通常每週鍛鍊三至四次為宜。

運動時間：根據兒童的肥胖程度，預期減肥要求，來安排運動的持續時間。一般而言，每次運動的時間不應少於三十分鐘。運動前應有十至十五分鐘的熱身運動，運動後應有五至十分鐘的緩和運動。此外，選擇運動時機也很重要，由於人體的生物節律週期性變化，參加同樣的運動，下午與晚間比上午多消耗二〇％的能量，因此晚餐前二小時進行運動鍛鍊比其他時間能更有效地減少脂肪。

（2）青年肥胖者的運動處方

青年肥胖者相對於兒童和中老年肥胖者來說，體力好、對疲勞的耐受性強，因此運動強度和運動量可適當加大。

運動項目：長跑、步行、游泳、划船、爬山等，也可練習有氧體操，如健美操、迪斯可和球類運動等。

運動強度：一般運動強度可達本人最大吸氧量的五〇％至六〇％，或最高心率的六〇％至七〇％。一般四十歲心率控制在一百四十次／分；五十歲一百三十次／分；六十歲以上一百二十次／分以內為宜。

運動頻率：由於青年肥胖者多有減肥的主觀願望，自覺性較強，為提高減肥效果，運動頻率可適當增加，通常每週鍛鍊四至五次為宜。

運動時間：每次運動時間不少於一小時，持續時間可視減肥要求而定。晚飯前兩小時運動最佳。

（3）中老年減肥運動處方

由於年齡增加，中老年人的各器官機能相對衰退，肥胖者更是如此，特別是有些中老年肥胖者往往有不同的合併症，因此在制定中老年運動處方時更要注意安全性。

運動項目：長距離步行或遠足、慢跑、騎自行車、游泳、爬山等，並輔以太極拳、乒乓球、羽毛球、網球、迪斯可健身操等。

運動強度：運動時心率為本人最高心率的六〇％至七〇％，約相當於五〇％至六〇％的最大攝氧量。一般四十歲心率控制在一百四十次／分；五十歲一百三十次／分；六十歲以上一百二十次／分以內為宜。

運動頻率：中老年人，特別是老年人由於身體代謝水準降低，疲勞後恢復的時間延長，因此運動頻率可視情況增減，通常每週三至四次為宜。

運動時間：每次運動時間控制在三十至四十分鐘，下午運動最好。為了增強體質，提高健康水準，中老年人最好養成長年進行運動鍛鍊的良好習慣。

▲你知道嗎？肥胖與運動的關係非常明確：運動越多，脂肪消耗得越快；運動越少，脂肪的儲存就越多。

吃什麼蔬菜才能越吃越瘦

一般人都會想當然地認為吃蔬菜不會發胖，因此對蔬菜的食用也不加選擇和控制。其實，過多地食用碳水化合物含量高的蔬菜，其中過剩的碳水化合物也會轉化為脂肪在體內儲存起來。如果以油炸、炒、煎等烹調方式而不是蒸煮方式加熱蔬菜，那麼即使只吃菜，還是會長胖。所以，正確選擇蔬菜及其烹調方式才能有效減肥。那麼，究竟哪幾種蔬菜最有利於人保持苗條身材呢？

（1）大蒜是含硫化合物的混合物，可以減少血中膽固醇和阻止血栓形成，有助於增加高密度脂蛋白質。

（2）韭菜除了含鈣、磷、鐵、糖和蛋白質、維生素 A 和維生素 C 外，還含有胡蘿蔔素和大量的纖維等，能促進胃腸蠕動，有很好的通便作用，能排除腸道中過多的營養，包括多餘的脂肪。

（3）洋蔥含前列腺素 A，這種成分有舒張血管、降低血壓的功能。它還含有二烯丙基二硫化合物及少量含硫胺基酸，除了降血脂外，還可預防動脈硬化。

（4）香菇能明顯降低血清膽固醇、三酸甘油酯及低密度脂蛋白水準，經常食用可使身體內高密度脂蛋白質有相對增加趨勢。

（5）經常食用冬瓜，能去除身體多餘的脂肪與水分，分解過剩的脂肪，有通便、減肥作用。

（6）胡蘿蔔富含果膠酸鈣，它與膽汁酸磨合後從大便中排出。身體要產生膽汁酸勢必會動用血液中的膽固醇，進而促使血液中膽固醇的水準降低。

（7）海帶富含牛磺酸、食物纖維藻酸，可降低血脂及膽汁中的膽固醇。

（8）豆製品含豐富的不飽和脂肪酸，能分解體內的膽固醇，促進脂肪代謝，使皮下脂肪不易堆積。

（9）黃瓜有助於抑制各種食物中的碳水化合物在體內轉化為脂肪。

（10）白蘿蔔能促進新陳代謝，避免脂肪在皮下堆積。

（11）綠豆芽產熱少，不易形成脂肪堆積皮下。

另外，芹菜、甘藍、青椒、山楂、鮮棗、柑橘以及紫菜、藍藻等，均具有良好的降脂作用。

▲你知道嗎？從飲食角度而言，進食能量過多，消耗過少，「總吸入」大於「總支出」，攝入的不論是脂肪、醣類還是蛋白質，經過一系列的消化吸收，最終產生多餘的能量都會以脂肪的形式儲存於體內，使人漸漸胖起來。

堅持七天瘦下來

減肥不要相信過於奇特的方法，關鍵是要堅持。不要輕信只依靠局部外用品、內服減肥藥的神話，減肥主要是：飲食加上運動，其他都是輔助。嘗試下面的減肥方法，七天後會出現令你驚喜的效果。

步驟如下：

（1）飲食調整

慢食。人會在吃飽以後才會意識到飽腹感，所以要慢。最關鍵的是進食的前五分鐘，往往狼吞虎嚥。在優雅的公眾場所進食，手中拿本雜誌或報紙邊看邊吃都會有用。

選用低脂食品，如奶、沙拉醬、甜點、堅果和包裝食品的低脂品項。

選用橄欖油、玉米油等。烹飪多採用蒸煮方式代替油炸煎炒，這樣你能嘗到更鮮美的食物原味，還可以營造開放式無煙廚房。

無糖飲料。喝一罐可樂等於多吃一碗米飯，而飲料沒有飽腹感，最容易給人什麼都沒吃的錯覺。如果你實在無法忍受淡而無味，選用無熱量的新型甜味劑。

聞味止餓。最新研究證明，食物的香味能使大腦產生已經吃過食物的訊息，所以在家中常備一些香味四溢的食品如鳳梨等，常聞一聞會有奇效。

吃新鮮食物。人工合成及加工食品往往加入過多的調味料，某些成分會增加代謝負擔，所以在同一類食品中，應選擇新鮮食物，比如放棄炸薯條選擇新鮮馬鈴薯。

限鹽。鹽攝取過量不僅會損害健康，更重要的是無形中會增加食量。

（2）運動

這裡的運動指有氧運動，而跑步機或腹部振動儀等不值得選擇。最好的減肥運動方式是：散步、跑步、游泳、健身操。

　　散步。中速散步，保持速度均勻是關鍵，應每天運動二十分鐘，可隨時進行。

　　慢跑。每天保持二十分鐘（指連續的一次），晨跑是不錯的選擇。

　　游泳。每週一次三十分鐘，如果你堅持不了散步和慢跑，就去辦一張游泳證，每天游泳，舒服極了。

　　健身操。減肥主要針對部位是腰、腹、臀。每晚睡前，仰臥將腿伸直，每條腿抬高各二十次。然後仰臥，並腿曲膝，將臀部抬高，盡量保持一會兒，做三十次。

　　▲你知道嗎？怎樣才能減少體內的脂肪？最科學、最有效的方法就是：有氧運動＋科學的飲食結構（低熱量、低脂肪、高蛋白）。

▌骨骼

　　骨骼系統是整個人體的支柱，是某些重要臟器的保護器官，而且是運動器官。骨骼具有造血功能，且為免疫器官之一。因此，骨骼在全身各系統中是維持生命活動的重要器官之一。

鈣對人體骨骼的重要性

　　鈣是人們熟知的元素，鈣對骨骼的生長發育起著重要作用。孕婦缺鈣，會使胎兒骨骼發育畸形；嬰兒缺鈣，易患佝僂病；兒童缺鈣，影響骨骼的發育並使身材矮小；老人缺鈣，易形成骨質疏鬆，發生骨折。

　　人體的骨和牙齒含鈣最多，達總含鈣量的九九％，組成人體的支架，並作為身體內鈣的儲存庫。其餘一％的鈣存在於軟組織、細胞外液和血液中，統稱為混合鈣池，與骨骼鈣保持動態平衡，為維持所有細胞的正常狀態所必需。

　　鈣不僅是構成骨骼的重要礦物質元素，支持身體，保護重要臟器，是身體完整性一個不可少的組成部分，而且在身體各種生理學和生物化學的過程中起著重要作用。

存在於骨骼和牙齒中的鈣，使身體具有堅硬的結構支架。儘管鈣在各組織包括骨組織中的含量相對穩定，但鈣並不是靜止不動的。在人體各組織之間，無時無刻不在進行鈣的交換，骨組織與細胞外液也時刻進行著鈣的交換，新骨不斷地形成，舊骨也不斷地被吸收，這就是骨鈣的新陳代謝過程。兒童和青少年時期，骨礦物質的形成率超過重吸收率。在人的生命後期，骨的重吸收則超過形成，因此，在正常的衰老過程中，骨質逐漸流失。骨骼的生長需要鈣的正平衡，直至到達骨質峰值為止。

人的骨骼發育經過嬰兒、兒童和青少年等時期的漫長歲月，達到峰骨密度。骨質疏鬆隨年齡的增加而加重，女性較男性多，且發生時間較早，如降低到一定程度就會發生小的或輕度的創傷性骨折。骨密度是骨折的主要決定因素，保證骨骼成熟時的高骨質被認為是防止與高齡相關骨質流失的最有效措施。

許多因素與骨質有關，如遺傳、內分泌、生活方式、體育活動的強度和持續時間、膳食以及婦女妊娠的次數。在鈣營養狀態與骨質疏鬆關係的研究中，多數研究得出結論，鈣攝入量與骨質呈正相關，而與骨質流失的速度呈負相關。生命初期的鈣攝取量對成年人骨質是一個重要決定因素；而老年人骨質又取決於中年時期相應的骨質；增加鈣攝取和從事體力活動，對超過二十歲女性的骨質是重要的決定因素，尤其停經前的婦女如能夠攝取足夠的鈣，對預防骨質疏鬆將是十分有效的。

鈣原子序是二十，原子量為四〇‧〇八，在人體的各種元素中含量居第五位，僅次於碳、氧、氮、氫，也是人體含量最多的金屬元素，占人體總重量的一‧五％至二％，達到一千二百至一千三百克。

日常生活中的骨骼強健法

骨骼的強韌程度對於人體的狀態和總體健康具有非常重要的意義。生活中，我們應確保我們的飲食與運動習慣對骨骼的強健有良好的促進作用。

（1）吃富含鈣與維生素 D 的食物。一些比較好的鈣食物來源是深綠色的多葉蔬菜，還有花椰菜、沙丁魚、秋鮭、海藻、牡蠣和奶製品等。

　　（2）盡量不要同時吃全穀物和富含鈣的食物。全穀物含有一種可以與鈣結合的物質，會影響鈣的正常吸收。

　　（3）盡量多吃一些含硫較多的食物，其中比較好的是大蒜和洋蔥等。

　　（4）避免含磷酸鹽食物，比如軟性飲料等，含磷的東西會促使身體排出鈣質。

　　（5）限制或避免高蛋白的動物性食物，含蛋白較多的食物也會促使鈣質從身體中排出。

　　（6）減少咖啡因的攝取。

　　（7）盡可能每天鍛鍊，負重練習，例如跑步、負重爬升或跳舞，對骨骼健康非常有益。

　　（8）增加鈣、鎂以及維生素 D 的補充，如果你不確定你的飲食可以充分提供的話。

　　（9）在你的飲食中補充一些矽類，它可以幫助你的身體吸收鈣質。

　　（10）在飲食中增加一些有利於骨骼生長的植物成分。例如大麥、蒲公英根、蕁麻、歐芹和薔薇果都是比較適合的。可以以茶、酊劑或片劑的形式服用。

　　▲你知道嗎？任何年紀都適合打造健康的骨骼。但是開始得越早，避免骨質疏鬆的機率就越大。

運動可強健骨骼

　　一般人對骨質疏鬆症有不少認識，喝高鈣奶粉、豆腐、牛奶、綠色蔬菜、攝取維生素 D 等，都可防止骨質疏鬆。不過，很多人忽略了運動也可強化骨骼。

　　高鈣飲食可提供骨骼組成所需的礦物質，但是只占造骨過程中的一部分。醫學界早已發現，骨骼需要在負重狀態中，才能刺激成骨細胞，增加造骨。

在地心引力下，人的體重已造成負重，所以太空人在無重力狀態下生活數個星期，骨質流失可達二〇％至三〇％，但在重返地球後即可恢復正常。

對普通人來說，除了日常生活的負重外，更需要額外的負重運動，刺激身體造骨，這是防止骨質疏鬆的最佳途徑。除游泳之外，與地心引力抗衡的運動或動作，都屬於負重運動。

調查顯示，有運動者的骨質密度較無運動者高出三倍，每天運動三十分鐘者較少發生骨質疏鬆。

兒童處於骨骼成長期，運動使其骨骼更粗壯、橫切面面積增大，可提高骨質密度。兒童每天運動三十分鐘，骨質密度較一般人高四〇％。

到二十歲左右，骨質密度已達高峰，如果高峰值增加，可延遲或避免骨質疏鬆症的發生。成年人或老年人，骨質即使踏入鞏固或流失期，但是運動仍有刺激骨骼新陳代謝的作用，能改善體能，避免骨折。

研究顯示，走路和跑步比其他活動，包括跑步機和飛輪，都更有利於強健骨骼。

牛奶對骨骼發育並非越多越好

專家提醒，並不是牛奶喝得越多，骨骼發育得越好。專家強調，鍛鍊和吃一些富含鈣的食物例如豆腐等，對骨骼的發育能發揮很好的作用。

從提供身體所需的足夠鈣元素來看，增加牛奶或其他乳製品的飲用量並不是最好的方法，還有其他很多方法對獲得易吸收的鈣有幫助，例如喝一杯添加維生素的橘子汁、一杯豆奶、一杯煮好的甘藍汁、兩包即溶燕麥片或吃大半碗的豆腐、大半碗的花椰菜等。

美國相關研究人員透過對三十七項關於七歲多孩子的鈣吸收量對骨骼強度影響的研究，發現其中的二十七項研究不支持「多喝牛奶可增加鈣質」的觀點，其他十項研究結果也顯示，多喝牛奶對骨骼的健康作用也很小。

以前的營養理論認為喝牛奶或乳製品能提高孩子和青少年骨骼礦物質吸收量，但是，現在最新的研究數據並不支持這個觀點。研究人員透過檢查骨

骼密度和骨折機率發現，身體鍛鍊在增加鈣的吸收量方面發揮了更重要的作用，它能使骨骼變得更強壯。

▲你知道嗎？研究發現，如果身體遇到嚴重不利的生活條件時（如營養極度不良），則身體出於自我保護作用，會使骨骼系統僅次於生殖系統最少受到影響。

水果蔬菜有助骨骼發育

當談及如何增強自己的骨骼時，大多數人首先想到的是補鈣。美國科學家最近公布的一項研究結果顯示，像水果和蔬菜這樣的食物也能促進骨骼的發育。

研究發現，與其他水果和蔬菜吃得少的同齡人相比，每天至少吃三份水果和蔬菜的人骨骼要更大，而且手腕的骨骼也更強壯。而這些喜歡吃水果和蔬菜的人，尿液中的鈣含量也較其他同齡人少。

研究人員認為，這表示水果和蔬菜有助於防止骨頭中的鈣流失。以前一些有關成年人骨密度的研究也證明，經常食用水果和蔬菜的人，能夠透過食物中的營養物，如鉀、胡蘿蔔素、維生素 C 和鎂等來增強骨密度，此外還有證據顯示，水果和蔬菜能夠減少尿中排出的鈣。

研究人員解釋說，這是因為水果和蔬菜有助於對其他食物，如蛋白食物和穀物等產生的酸性成分做出反應。在人們的膳食結構中，如果缺少了這種能夠中和酸性物質的食物，那麼骨頭中的鹼基物質，如鈣，就會自動跑出來「解酸」，造成鈣的流失。研究顯示，從尿中排出的鈣絕大部分為骨頭所儲存的鈣，而不是來自所攝入的食物。

因此，多吃水果和蔬菜有利於防止骨頭中鈣的流失。

▲你知道嗎？長期缺鈣會造成人體鈣代謝紊亂，首先引發甲狀腺機能亢進，造成人體「鈣遷徙」，即硬組織中的鈣遷移到軟組織和血液中，造成硬組織脫鈣軟化、軟組織多鈣硬化的紊亂局面。

自我判斷傷後有無骨折

摔傷或被重物撞擊後，傷處往往感到疼痛，但有無骨折呢？患者可根據下列表現自己進行初步判斷。

（1）要看受傷時的受力是大還是小

一般來說，受力大的更易造成骨折。但老年人骨質脆，有時受力雖小也會造成骨折；而如是少年兒童，其骨質柔韌有彈性，即使受力稍大一些，也不一定會造成骨折。

（2）視受傷的姿勢

如滑倒時，手會不由自主地先著地，這時手臂易骨折；從自行車上摔下，側身而髖骨先著地，則髖骨易骨折。

（3）從傷後出現的症狀以及功能障礙加以分析

若傷處疼痛劇烈，局部腫脹明顯，有嚴重的皮下瘀血、青紫，出現外觀畸形，這時均應考慮有骨折的可能。此外，一般骨折病人多有功能障礙，如手臂骨折後，手的握力差，甚至不敢提東西；下肢骨折後，不能站立或行走；腰部骨折後不能坐下。

（4）用在遠離受傷部位叩擊的方法檢查

如上肢骨折，此手握拳，另一手手掌輕輕給予撞擊，若傷處感到疼痛，則骨折的可能性極大。至於下肢骨折，可用拳輕輕叩擊患肢足跟，看看傷處有無痛感。

▲你知道嗎？骨骼由三種物質組成，包括礦物質（鈣質為主）、軟組織（如骨膠原），以及兩種骨骼細胞，即成骨細胞──負責製造新骨骼細胞；破骨細胞──負責吸收老化骨骼細胞。

飲食混亂影響骨骼健康

一項流行病學調查顯示，目前，上海市患骨質疏鬆症者中，老年男性人數占七％，女性占二九％；而潛在骨質疏鬆的患者，男性達一四％，女性超過了五○％。

調查發現，許多人飲食不正常，愛吃火鍋和鹹辣味重的食物，或喜歡菸酒、咖啡等刺激性食物。還有人食慾過盛，平時大量進食麵包、香腸類肉食以及可樂等。醫學專家認為，飲食混亂容易使骨頭變「酥」，影響人的骨骼健康。世界衛生組織骨質疏鬆小組、上海醫學會骨質疏鬆學會等單位因此提出，為了骨骼健康，須注意忌口、戒菸酒。

專家建議，每天攝取鹽不要超過一千五百毫克。偏愛鹹重味者，可在減少鹽攝取量的同時，每天至少應攝取一千毫克的鈣，年過五十的人應攝取一千二百毫克的鈣；女性不要因減肥而把一切跟脂肪沾邊的食物拒之口外，使鈣攝入量不足，把骨頭也減「軟」了。建議每週至少運動三次，不吸菸，每天喝咖啡不超過兩杯，少量飲酒。多做負重有氧鍛鍊，如快速行走、慢走、爬樓梯和跳舞等，為骨骼系統施加活力，驅使鈣質回到骨骼中，同時刺激新骨的形成，這樣可使發生骨質疏鬆症的機率下降五○％至八○％。

▲你知道嗎？調查發現，喜愛吃蔬菜沙拉的人，四十歲以後發生骨折的風險較低。這是因為深綠色蔬菜中含有豐富的維生素 K，身體用它作為原料來製造骨鈣質，這對骨骼健康非常重要。

▍頸椎

頸椎病又稱頸椎症候群，是一種骨骼的退行性病理改變。發病率隨年齡增長而增多，五十歲左右的人群中有二五％的人患過或正患此病。臨床發現，近年來頸椎病發病人群有年輕化的趨勢。

頸椎病的主要症狀

頸椎病症狀錯綜複雜，主要症狀是頸肩痛，放射至後枕部和上肢，少數有眩暈、摔倒，或一側面部發熱、出汗異常，嚴重者雙下肢活動受影響，甚至截癱。

具體來說，病人可能有脖子發僵、發硬、疼痛、頸部活動受限、肩背部沉重、肌肉變硬、上肢無力、手指麻木、肢體皮膚感覺減退、手裡握物有時不自覺地落下等表現；有些病人出現下肢僵凝，似乎不聽指揮，或下肢綿軟，猶如在棉花上行走；另一些病人甚至會有頭痛、頭暈、視力減退、耳鳴、噁心等異常感覺；更有少數病人出現大小便失控、性功能障礙，甚至四肢癱瘓情況。

當然不是所有的表現都會在每一個頸椎病病人身上表現出來，往往是僅僅出現部分症狀，而且大部分病人表現輕微，病程也比較長，所以完全沒有必要聞頸椎病而色變，更不要隨意對號入座。

▲你知道嗎？頸椎病是一種症候群，又稱頸椎症候群，常見於中老年，是由於人體頸椎間盤逐漸地發生退行性病變、頸椎骨質增生，或頸椎正常生理曲線改變後刺激或引起的一組症候群狀。

什麼枕頭有利於頸椎

頸椎位於人體脊柱的最上端，包在脖子裡面，由七塊椎骨組成。為了緩衝和減輕行走、跳躍時的震盪，保護大腦，人體頸椎的七塊椎骨並非僅僅垂直疊加而成，而是形成一個圓滑的、朝向前方的弧，這就是所謂的頸椎生理曲度，枕頭的作用就是維持這個生理的曲度。

單人枕的長度以超過自己的肩寬十五公分為宜，高度以壓縮後與自己的拳高（握拳以虎口向上的高度為拳高）相等為宜。在枕頭的表面，支撐脖子和後面（頸曲）的部分應呈圓柱狀，並有一定的硬度，以能襯托和支撐頸曲為準。而支撐後腦勺的部分應較上述部分低三至五公分，使之既能支撐頭部，又與頸部的高度相適應。枕頭的內容物也很重要，應根據個人情況選用。如木棉枕心舒適柔軟，蕎麥皮枕心軟硬適中。

關於枕頭的高度也很重要。如果枕頭過高，會使人的頸椎部處於前屈位機械性扭曲，隨之增加背部肌肉緊張，同時還會導致頸部左右兩側胸鎖乳突肌活動激烈，妨礙人體的正常血液循環，影響呼吸系統的暢通，造成肩部痠痛。時間久了還會變成「雙下巴」，也極易造成頸椎病。

如果枕頭太低，同樣會使頸椎部位處於不利狀態，導致胸鎖乳突肌緊張，達不到應有的消除疲勞目的。

如果枕頭太硬，會使頭部肌肉緊張，並嚴重影響全身肌肉的放鬆。

如果枕頭太軟，會導致頸部呈後伸狀，頸部的過度牽拉，將造成喉部肌肉緊張，容易加重打鼾。

人睡覺時理想的枕頭高度，成人一般以六至八公分為宜，或等於人體一側肩寬的尺寸。枕頭的枕心材料要有柔軟感和富有較好的彈性、透氣性、防潮性、吸濕性等。

▲你知道嗎？預防頸椎病主要是減緩頸椎間盤退化的進程。不良睡眠姿勢，工作姿勢不當，不適當的體育鍛鍊都是頸椎骨關節退化的常見原因。

頸椎的生理曲度

脊柱是人體的中軸，是生命活動的支柱，頸椎又是中軸的重中之重。它是人體與大腦連接的橋樑，頸椎生理曲度的消失意味著椎體穩定性差，椎間隙變窄，椎間孔變小，造成椎體退化，神經受壓，使頸伸肌慢性損傷。

頸椎生理曲度變直，是由於生活中不當的姿勢所迫，也是頸椎退化的表現。如長期低頭工作、睡高枕、長時間彎腰工作等。生理曲度變直也會導致弓狀韌帶肥厚、項韌帶損傷、椎體旁有關肌肉的損傷等。

隨著年齡的增長，頸伸肌群的彈性下降，長期如此會導致頸椎體活動增加，在關節突出、鉤椎關節和椎體邊緣的韌帶，骨膜遭受牽扯、損傷發生出血，之後「機化」——異物由新生的肉芽組織吸收取代，而後骨化成為骨質增生。

　　骨質增生隨年齡的增長而增多，但不一定有症狀，只有骨刺突入椎管、椎間孔或橫突孔時才可能壓迫脊髓、神經根或椎動脈而出現一系列症狀。如頭痛、頭暈、面部區域性麻木、失眠健忘，有時有噁心、耳鳴、耳聾、心律失常、視物模糊、眼窩脹痛或突發四肢麻木無力，走路不穩、步態笨拙、感覺異常、持物落地、胸悶胸痛、精神煩躁、頸部僵硬活動受限，肩部痠痛、後頸部可觸及條索狀物或有壓痛，頸性高血壓。專家提醒，生理曲度變直無症狀，屬亞健康狀態。

　　▲你知道嗎？取人蔘三克、粳米五十克、大棗十五克。將人蔘粉碎成細粉，米、棗洗淨後入鍋，然後加水適量，大火煮沸，文火熬成粥，再調入人蔘粉及白糖適量即可食用。此粥可補氣血，有助於治療氣血虧虛型頸椎病。

頸椎運動保健操

　　頸部運動鍛鍊是頸椎保健的重要內容之一。堅持頸椎運動鍛鍊不僅可以改善局部血液循環和防止頸部僵硬，而且可以增強頸部肌肉力量，對維持頸椎穩定和防止頸肌慢性勞損有重要意義。常用的頸椎運動保健操如下：

　　預備姿勢：直立，雙足分開與肩同寬，雙手叉腰，眼平視正前方，即頭頸中立位。

　　（1）前屈後伸

　　自頭頸中立位開始，先向前屈頭頸，後回至中立位。再向後伸頭頸，後回至中立位。向前屈頭頸時，下顎應盡量接近胸部，向後伸頭頸時，應盡量讓眼看到正上方。

　　（2）左右側屈

　　自頭頸中立位開始，先向左側屈頭頸，後回至中立位，再向右側屈頭頸，後回至中立位。左右側屈時，頭頸應盡量向肩部靠攏。

　　（3）左右旋轉

　　自頭頸中立位開始，先向左旋轉頭頸，後回至中立位，再向右旋轉頭頸，後回至中立位。旋轉時應盡量讓眼看到正側方。

（4）左右環轉

先將頭頸自中立位盡量向前屈，然後向左環轉頭頸一周，回至原位，再向右環轉頭頸一周，回至原位，最後將頭頸回至中立位。

以上四節動作應連續完成，然後再重複八次，切勿每節單獨重複進行。每日可做操二至三次，做此操時動作一定要緩慢。

頸椎病患者在運動治療時，若遇某一動作造成病情加重，應暫停該動作的鍛鍊。如椎動脈型頸椎病，部分患者做旋轉動作時，可能誘發眩暈，則頸椎旋轉動作應暫停鍛鍊。

防治頸椎病的四大錯誤

錯誤一：小病大治

由於頸部解剖結構複雜，其症狀亦隨之多樣化，有五％左右的不典型患者容易和骨關節病、胃病、神經官能症、更年期症候群及冠心病、高血壓相混淆，一旦盲目治療隱藏著一定的危險性，所以患者應選擇正規醫院就診。另外，有些患者，特別是一些輕度或早期患者因缺乏頸椎病防治知識，又求醫心切，覺得多用藥、用好藥就能迅速治癒，常常是中藥、西藥多種藥聯合應用，按摩、藥物外敷、針灸一起上，造成「小病大治」，過度治療，結果適得其反。

錯誤二：害怕手術

有一些脊髓型頸椎病患者由於病情嚴重，醫生勸說應該手術，但有些患者想到手術的風險，就知難而退了。殊不知，脊髓是沒有再生能力的，脊髓型頸椎病是頸椎病中需要醫生臨床干預的主要類型。如果脊髓型頸椎病患者仍採用非手術方法，不但無法有治療作用，反而會使病情加重。

錯誤三：消除骨刺

在頸椎病的病程中，椎間盤退化導致頸椎失穩，引起一系列相關症狀，但另一方面身體透過椎體骨質增生（骨刺）來增加椎間的接觸面積，達到穩定代償。

試想假如椎間盤只有退化，沒有增生，恐怕許多患者的頸椎關節早就磨損得無法使用了。從這種意義上來說，骨刺的出現對身體是一種保護性反應，還為患者帶來了好處。這也是醫生對多數頸椎病患者首選保守治療的依據。有些藥品銷售商宣稱透過口服或外敷某些藥可消除骨刺，這是毫無科學依據的。

錯誤四：輕視預防

頸椎病是由於不健康的生活方式所致，預防起來並不難。

現在醫學上已證實與頸椎病相關的危險因素有：環境溫度和濕度、吸菸史、急性和慢性咽部感染史、軟床高枕、每天平均持續低頭工作超過四小時等。健康人群應把預防重心前移，特別是青少年和中年人群要避免患病的高危險因素，做好自我防護十分重要。

▲你知道嗎？長時間伏案學習工作，活動減少，會引起頸部肌肉疲勞、勞損，甚至誘發急性頸筋膜炎，出現局部血液循環不好、頭暈、頭痛等症狀。雖說頸部軟組織損傷不是嚴格意義上的頸椎病，但如不加以防範，久而久之，可能轉化並提前進入頸椎病患者的行列。

辦公室一族如何預防頸椎病

在辦公室上班的白領，每天開車上下班，搭電梯上下樓，繁忙的工作使他們無暇體育鍛鍊，加班更是常事。往往是忙碌了一整天之後，頸後感覺背了一座大山，很不是滋味。專家提醒，這是頸椎長時間受「壓迫」的抗議，久而久之，頸椎病就會找上你。

那麼，辦公室一族該如何預防頸椎病呢？

（1）走好每一步

正確的走姿應該是：站立時全身從腳心開始微微上揚，即收腹挺胸；雙肩撐開並稍向後展；雙手微微收攏，自然下垂；下顎微微收緊，目光平視，頭頂如置一碗水或一本書；後腰收緊，骨盆上提，腿部肌肉繃緊、膝蓋內側夾緊，使脊柱保持正常生理曲線。

從側面看，耳、肩、髖、膝與踝應於一條垂直線。隨著呼吸的調節，應找到一種在微微的繃緊中放鬆的自信、自如的感覺。正確的站姿可從背貼牆面開始訓練，每天早、晚各一次，每次十五分鐘，頭上可放一本書。

行走時牢記站立的要點，雙手微微向身後甩。雙腿夾緊，雙腳盡量走在一條直線上。走路時腳跟先著地、腳掌後著地，並且胯部隨之產生一種韻律般的輕微扭動。正確的走姿應在正確站姿的基礎上進行。

（2）坐好每一分

正確的坐姿實際上是正確站姿與走姿的延伸，應盡量拉近與書桌的距離，將桌椅高度調到與自己身高比例合適的最佳狀態。腰部挺直，雙肩依然後展，工作間隙應經常隨呼吸做自然的提肩動作，每隔五至十分鐘應抬頭後仰休息片刻，使頭、頸、肩、胸處在一種微微繃緊的正常生理曲線狀態，並盡量避免頭頸部過度前傾或後仰。描圖、繪圖等專業設計人員可調整書桌傾斜十至三十度，以減輕端坐疲勞。臀部要充分接觸椅面，可經常用椅背頂住後腰稍作休息。

（3）練好每一次

抽出時間到體育場館鍛鍊，恐怕是許多白領人士的計畫，但由於工作、學習等等原因總也實現不了。這裡介紹幾種簡易的運動方法僅供參考：每晚洗浴前做伏地挺身三十次（女性可跪在地上雙手撐地或撐床，做時胸腹盡量貼地），啞鈴運動三十次，或雙手向上向後跳躍（可在地毯上進行）一百次。這種細水長流的主動鍛鍊只要堅持下去就會事半功倍，另外還要注意合理的營養、減脂、補鈣等。

頸椎病患者積極進行功能鍛鍊要持之以恆，不可三天打魚，兩天晒網。只有堅持不懈，才能有所收穫。否則半途而廢，將會前功盡棄。

▌腰

許多腰背部疼痛很難在短時間內根治，而且即使暫時治癒，復發率也相當高。許多人不斷遭受持續或間歇性發作的腰背部疼痛困擾，進而影響了正

常的工作和生活，嚴重者甚至會喪失勞動能力。因此，日常注意腰背部保健非常重要。

如何防治腰部疼痛

腰痛是指腰部一側或雙側疼痛連脊椎的一種症狀，男女均有發生。常見原因主要有以下幾種：腰肌勞損、泌尿系統感染、生殖器官疾病、腰椎病變等，最好能到醫院照個 X 光，及時處理。在三十至四十歲的人群中，腰痛是影響健康生活的重要因素，世界衛生組織已經把腰痛列為人類面臨的主要健康問題之一。美國運動委員會發布了維護腰背部健康的八條建議：

（1）保持好體重：體重的增加通常是不知不覺的，所以我們自己並不能意識到超重對身體的影響。設想一下，如果讓你每天背著十幾斤的包袱，會是什麼感覺？

（2）鍛鍊腹部和腰背部肌肉：整個軀幹部的肌肉如果強勁了，就能良好地保護腰背部不受傷害。加強運動，比如打羽毛球、網球，甚至是打掃房間的時候，都可以有意識地鍛鍊肌肉。

（3）舉重物時要保持正確的動作：舉重物時注意兩腿分開，以保持重心穩定。下蹲時注意收腹，讓腰椎始終保持良好的排列。

（4）加強腿部力量鍛鍊：除了軀幹部鍛鍊，腿部肌肉在保持良好姿勢和身體力學方面也發揮重要的作用。強健的腿部力量能夠有效分擔腰背部的負擔，阻止和緩解腰痛形成。

（5）保持柔韌性：如果身體柔韌性不強，腰部損傷的機會就增加。所以，可以透過練習瑜伽、打太極拳等活動來增強身體柔韌性，緩解腰部肌肉緊張。

（6）注意保持正確的姿勢：不正確的姿勢會使椎間盤壓力增大、肌肉緊張、關節受損。

（7）選擇適當的床墊：對於腰痛的病人來說，應選擇硬度適中的床墊，要能支撐起腰部，不要太軟而讓腰部陷下去。

（8）坐時墊好腰部：在採取坐姿時應該用小枕頭墊在腰部，每隔半小時可以去掉小枕頭五分鐘，這樣能讓腰部經常變換位置。坐得太久了應站起或走動一會兒，並做伸腰動作，讓腰部肌肉得到休息。

▲你知道嗎？引起腰痛病的原因很多，約有數十種，比較常見的有腰部骨質增生、骨刺、椎間盤突出症、腰椎肥大、椎管狹窄、腰部骨折、椎管腫瘤、腰部急慢性外傷或勞損、腰肌勞損、僵直性脊椎炎等。

腰部扭傷如何處理

人們在幹活或抬重物時，如果動作不協調、姿勢不正確等，往往會發生急性腰扭傷，即「閃腰」。這是由於腰部或骶部位的肌肉、韌帶、筋膜等軟組織突然受到牽拉而超過其彈性限度所致的急性損傷。急性腰扭傷後會立即出現劇烈疼痛，甚至有腰部斷裂感。此時，腰部無法活動，行走困難，嚴重者甚至臥床時不能翻身。腰部的疼痛為持續性的，咳嗽、打噴嚏、腹部用力等都會使疼痛加劇。

急性腰扭傷可按如下方法處理：

（1）停止工作、勞動，絕對臥床休息。應仰臥於硬板床上，床上墊一厚被、腰下墊一軟枕，可減輕疼痛和緩解肌肉痙攣。

（2）扭傷當天不要熱敷和推拿，以免局部血管擴張，發生滲血和加重水腫。二十四小時後，局部可用熱敷、推拿按摩等治療，或食鹽炒熱布包敷患處，或用指尖、掌緣或半握拳的手均勻地敲擊腰背部受傷的肌肉；還可用紅花油、米酒等塗抹、按揉患處，以促進局部的血液循環，調和氣血。如疼痛劇烈應到醫院就診。

▲你知道嗎？急性腰部扭傷是指因各種突然刺激所造成的腰部軟血組織損傷，又稱「閃腰」等。臨床上極易見到，是一種常見病、多發病，如不及時進行按摩治療，易轉變成為頑固的慢性腰肌勞損。

腰部按摩保健八法

腰部保健按摩可以舒筋通絡，促進腰部氣血循環，消除腰肌疲勞，緩解腰肌痙攣與腰部疼痛，使腰部活動靈活、健壯有力。

(1) 揉命門穴：命門穴在腰部第二腰椎棘突下的凹陷中，與前臍中（神闕穴）相對。右手或左手握拳，以食指掌指關節突起部（拳尖）置於命門穴上，先順時針方向壓揉九次，再逆時針方向壓揉九次，如此重複操作三十六次。每天按揉此穴，具有溫腎陽、利腰脊等作用。

(2) 揉腎俞穴：腎俞穴在腰部第二腰椎棘突下旁邊一點五吋處，與命門穴相平。兩手握拳，以食指掌指關節突起部放在兩側腎俞穴上，先順時針方向壓揉九次，再逆時針方向壓揉九次，如此連做三十六次。每天按揉此穴，具有滋陰壯陽、補腎健腰等作用。

(3) 揉腰陽關穴：腰陽關穴在腰部第四腰椎棘突下的凹陷中。左手或右手握拳，以食指掌指關節突起部置於腰陽關穴上，先順時針方向壓揉九次，再逆時針方向壓揉九次，反覆做三十六次。每天按揉此穴，具有疏通陽氣、強腰膝、益下元等作用。

(4) 揉腰眼穴：腰眼穴在腰部第四腰椎棘突下旁邊三點八吋處，與腰陽關穴相平。兩手握拳，以食指掌指關節突起部放在兩側腰眼穴上，先順時針方向壓揉九次，再逆時針方向壓揉九次，連做三十六次。每天按揉此穴，具有活血通絡、健腰益腎等作用。

(5) 腰部活動：兩手相互摩擦至熱，用兩手叉腰，大拇指在前，四指按在兩側腎俞穴處，先順時針方向旋轉腰臀部九次，再逆時針方向旋轉腰臀部九次，連做三十六次。每天活動腰臀部，具有舒筋活血、滑利關節、強健腰肌等作用。

(6) 捶腰陽關穴：手四指握大拇指成拳，手腕放鬆，用拳背部叩擊腰部第四腰椎棘突下的腰陽關穴三十六次。每天叩擊此穴，具有振奮陽氣、強腰膝等作用。

（7）捶腰薦：兩手四指握大拇指成拳，以拳背部有節奏地叩擊腰部脊柱兩側到骶部，左右皆叩擊三十六次。每天叩擊腰薦，具有活血通絡、強筋健骨等作用。

（8）擦腰：搓手令熱，以兩手掌面緊貼腰部脊柱兩旁，直線往返摩擦腰部兩側，一上一下為一遍，連做一百零八至一百八十遍。每天摩擦腰部，具有行氣活血、溫經散寒、壯腰益腎等作用。腰部保健按摩，每天早晚各一次，堅持不懈，必見成效。

▲你知道嗎？有輕微腰痛者須注意休息；腰痛較為嚴重者，必須臥床休息，少活動；如有骨折損傷、背脊突起、有壓痛感等，應立即就醫。

簡便易行的腰部健身五法

在中國傳統的養生防病理論中，歷來非常重視腰部的保健和鍛鍊，素有「腰為腎之府」的說法。自古以來，鍛鍊腰部的方法不少，大多是透過鬆胯、轉腰、俯仰等運動，來疏通腰部的氣血運行，發揮健腎強腰的作用。

（1）前屈後伸

兩腿分開，與肩同寬，雙手叉腰，然後穩健地做腰部充分的前屈和後伸各五至十次，運動時要盡量使腰部肌肉放鬆。

（2）轉胯迴旋

兩腿分開，稍寬於肩，雙手叉腰，調勻呼吸。以腰為中軸，胯先按順時針方向，作水平旋轉運動，然後再按逆時針方向做同樣的轉動，速度由慢到快，旋轉的幅度由小到大，如此反覆各做十至二十次。注意上身要基本保持直立狀態，腰隨胯的旋轉而動，身體不要過分地前仰後合。

（3）交替叩擊

兩腿分開，與肩同寬，兩腿微彎曲，兩臂自然下垂，雙手半握拳。先向左轉腰，再向右轉腰。與此同時，兩臂隨腰部的左右轉動而前後自然擺動，並借擺動之力，雙手一前一後，交替叩擊腰背部和小腹，力量大小可酌情而定，如此連續做三十次左右。

(4) 雙手攀足

全身直立放鬆，兩腿可微微分開，先兩臂上舉，身體隨之後仰，盡量達到後仰的最大程度。稍停片刻，隨即身體前屈，雙手下移，讓手盡可能觸及雙腳，再稍停，然後恢復原來姿勢。可連續做十至十五次。注意身體前屈時，兩腿不可彎曲，否則效果不佳。老年人或高血壓患者，彎腰時動作要慢些。

(5) 拱橋式

仰臥床上，雙腿屈曲，以雙足、雙肘和後頭部為支點（五點支撐），用力將臀部抬高，如拱橋狀。隨著鍛鍊的進展，可將雙臂放於胸前，僅以雙足和後頭部為支點（三點支撐）來進行鍛鍊，每次可鍛鍊十至二十次。

▲你知道嗎？中國傳統鍛鍊腰部的方法很多，很多傳統健身術都非常強調腰部運動。如五禽戲、八段錦、太極拳等，皆是以活動腰部為主。透過鬆膀、轉腰、俯仰等活動，達到強腰健體的目的。

腰部保健運動應注意

出現腰腿痛症狀後，如果經過充分的休息或治療，勞損的腰部肌肉及韌帶可以得到恢復，症狀即可得到一定程度的緩解；反之，如果繼續勞損，局部組織的無菌性發炎反應繼續加重，肌肉的彈性會越來越差，椎體、椎間盤受到勞損性刺激，形成惡性循環。

正確的腰背部鍛鍊和腰背部的適當活動，可以增強腰部肌肉、韌帶、關節囊等組織的力量和彈性，可以調整頸腰椎和周圍軟組織的關係，改善腰椎椎間關節的功能，增強腰椎的穩定性。

但需要注意的是，腰背部的鍛鍊運動應當舒緩適度，速度不宜過快，持續時間及強度不宜過大，也不能太頻繁。應當以鍛鍊後腰部舒適，不加重原有症狀，不出現腰部痠痛不適為度；如腰腿痛症狀急性發病，有劇烈的腰背部疼痛者，應當以休息為主，不要練習。

反覆地、過多地用力搖晃腰部也是不正確的，腰部的不適當鍛鍊非但起不到保健的目的，而且由於腰椎的過度反覆運動，反而會加速腰椎的勞損和退化，可能使無病的健康人誘發出腰腿痛，或使已有症狀的病人加重症狀。

正確的方法應該是，在腰腿痛的急性發作期間，採用適當的臥床休息、腰圍局部制動、口服消炎止痛藥物、腰部牽引、物理治療等治療方法為主，在症狀明顯緩解或消失後，再開始循序漸進地進行腰背肌的鍛鍊和舒緩適度的腰部活動。

對於臥床休息的病人，應當在不加重腰腿痛症狀的前提下，在床上加強四肢的活動，以防止或者減緩肢體的廢用性萎縮，減少四肢的關節僵硬和韌帶黏連。

下地後的腰部運動練習，可取站立位，兩腳分開，與肩同寬，先緩慢地使腰部盡量前屈、後伸、左右側曲、左右旋轉到接近最大限度，各個方向的活動可反覆五至十五個週期，不宜過多。也可以在座位工作的間隙，雙手扶著腰部，輕輕地向各個方向活動，還可以適當緩解工作時緊張的壓力。

腰部保健運動應強度適當、避免勞累；動作不宜劇烈，不能有過多的彎腰、扭轉和跳躍動作。

上班族腰部健康不容忽視

隨著電腦和汽車的增加，人們伏案工作、伏身開車的時間不斷延長。上班族中，患腰痛病的人也隨之增多。對此，一些專家分析原因並提出了保健建議。

專家們認為，上班族易患腰痛病的原因是，身體經常處於前屈狀態，如洗漱、吃飯、移動物品、家務勞動、伏案工作、伏身開車等。有統計顯示，對正常工作的人來說，腰椎每天前屈次數高達三千至五千次，但後伸的動作很少，長此以往，便造成椎間盤應力不平衡，腰椎後方韌帶過度牽伸，進而引起腰痛。

該如何避免腰痛呢？專家們認為：

（1）要糾正不良坐姿，減少每天彎腰的次數，盡可能以下蹲來代替彎腰，同時增加一些腰部後伸動作。

（2）坐和站時要盡量使腰部伸直，而且時間不要太長，盡量不要超過一小時，中間應穿插腰部後伸活動，以避免出現腰痛病。久坐時，則應在腰部墊一個小枕頭，維持腰椎正常生理曲線，以減少對腰間盤的傷害。

（3）盡量在硬床上睡眠，使腰部後方韌帶得到放鬆。

專家還推薦了一個簡單易行的辦法：當因久坐或由於腰部姿勢不良出現腰痛時，應俯臥位，以雙臂將上半身盡量撐起，下半身貼床，使腰盡可能向後伸，反覆做這一動作，便能夠保持腰部健康。

▲你知道嗎？有車一族在開車時應不斷調整自己的坐姿，讓自己處於舒適狀態，特別是椅背要抵住自己的腰部，使腰部肌肉得到支撐，使周身血液得到循環。

▌臀

臀部是備受注目的身體部位之一，也是女性表現魅力的地方。擁有豐滿、美麗、微翹的臀部，是許多人的夢想。

臀部的主要結構

臀部主要局部結構：梨狀肌上孔、梨狀肌下孔和坐骨小孔。

臀部是髖骨後外側面的區域，由大量髖肌和豐富的血管神經構成。在臀大肌的深處有兩大通道，即坐骨大孔和小孔，每一孔均有一塊肌肉和一組血管神經通過。閉孔內肌通過坐骨小孔；梨狀肌通過坐骨大孔，並將其分為梨狀肌上孔和梨狀肌下孔。因此，臀大肌、閉孔內肌、梨狀肌及三個孔道是確定和查找該區血管神經的標誌。

（1）梨狀肌上孔

即梨狀肌上緣的縫隙。通過梨狀肌上孔的血管神經，由外側向內側依次為：臀上神經、臀上動脈和臀上靜脈。

（2）梨狀肌下孔

即梨狀肌下緣的縫隙。通過梨狀肌下孔的血管神經，由外側向內側依次為：坐骨神經、股後皮神經、臀下神經、臀下動脈、臀下靜脈、陰部內動脈、陰部內靜脈和陰部神經。

（3）坐骨小孔

即骶結節韌帶與骶棘韌帶間的縫隙。通過坐骨小孔的血管神經，由外側向內側依次為：陰部內動脈、陰部內靜脈和陰部神經。閉孔內肌腱位於血管和神經的深處。

▲你知道嗎？美國心理學家史特納斯的研究發現，臀部大小與人的智商成正比，人的臀部愈大，智力愈高。埃及豔后、拿破崙、聖女貞德、美國國父華盛頓等歷史偉人都是臀部特別大的「寬臀族」。

上班族注意鍛鍊臀部

上班族經常坐著辦公，導致屁股底部的肌肉容易疲勞，最近美國《洛杉磯時報》健康版登出了一組練習這部分肌肉的方法。

第一步：站在水平地面，兩腳分開，兩腳距離在七十五至一百公分之間，腳趾衝前。吸氣，將雙手放在臀部上，挺胸，伸長脊柱。然後呼氣，慢慢彎腰，雙手自然下垂、撐地。

第二步：再次吸氣，同時彎肘，頭頂向地板靠攏，臀部頂端指向天花板。保持這個姿勢二十至三十秒，正常呼吸。這能極大地牽拉臀大肌的後部，也就是我們上班時經常坐著的肌肉，達到緩解這部分肌肉疲勞的效果。然後，慢慢伸直手臂，將雙手放在臀部上，抬起上身，恢復直立位。可多做幾組，鍛鍊效果更佳。

這套動作放到跑步後或者鍛鍊後進行，還能有效促進肌肉恢復。

▲你知道嗎？豆腐是防止臀部下垂的最佳食品。其蛋白質含量高，熱量低，且又不含膽固醇。它容易吸收其他食物及香料的精華，可以代替肉類或起司在菜餚中使用。

運動讓臀部從鬆弛走向結實

如果在書桌前坐得過久，或坐在沙發上看電視時間太長，臀部的肌肉就會鬆弛。要想使臀部肌肉結實起來，可以每天做下面的臀部運動，只須三個星期就能有顯著效果。

（1）半蹲

兩腳分開站立，距離約一腳寬。雙手放在大腿上，臀部慢慢下降，好像是要坐在椅子上。保持這種姿勢約十秒鐘，然後慢慢恢復原狀，重複五次。

（2）跪腿抬起

前臂和膝蓋著地。小腿沿地面向後伸直，與大腿成九十度，收腿，收臀。抬起雙腿，伸直與地面平行，然後曲膝，向上抬腳舉小腿，將腿伸直放下，恢復原狀十五次。再換腿做。

（3）弓背躍起

兩腳分開，雙手撐地分開呈現 V 字形（雙腿繃直）。抬起一條腿，收臀，將抬起的腿彎曲，再伸直，連著十次。然後換腿做。

▲你知道嗎？朝九晚五的上班族，因久坐辦公室不常運動，脂肪漸漸累積在下半身，這樣容易造成臀部下垂。而真正造成臀部下垂的最重要誘因，還是我們日常生活中不合理的飲食。

臀部減肥按摩四法

女性的臀部與腰部、胸部並稱「三圍」，是女性形體美、曲線美的關鍵部位之一。

臀部肌肉主要由臀大肌、臀中肌和臀小肌組成，它是髖關節活動的主要肌群。女性臀部是體內多餘脂肪最容易堆積的部位，因而按摩是減少臀部脂肪堆積的重要措施之一。方法是：

（1）用大姆指按揉臀部兩側的凹陷及臀部橫紋正中部位。這是足膀胱經循行的部位。刺激這些部位，可減少脂肪的堆積，力度可以強些。

（2）兩手五指揉拿大腿後側肌群。

（3）以手掌自上而下反覆揉擠臀部的肌肉，長期堅持會收到良好的效果。

（4）在站立、交談、端坐、平臥時，做提肛，收縮肛門夾腿的動作，如果配合其他臀部健美操效果會更好。這樣既可減少脂肪的堆積，也可減少痔瘡的發生。

▲你知道嗎？坐在地毯上，膝蓋伸直，手向前伸展，抬頭，伸右手，並以臀部移動帶動右腿，向前移動。然後用左手和左腿做同樣的動作，這樣向前移動兩、三次逐漸加大距離，可使臀部和腹部減肥。

巧用衣飾彌補臀部缺陷

（1）瘦長型

臀圍在八十公分以下，這種臀形下方沒有豐滿的肌肉，對流行款式較適應。但這種臀形缺乏豐滿感，適宜選用臀部感覺份量頗重的百褶裙等臀部較膨起的款式，以擴張臀形。同時強調肩部，使之與細腰對照，產生苗條而不失豐滿的衣著效果。

（2）肥胖型

臀圍九十公分以上，頭至腳幾乎一般粗。這類臀形的人適合穿寬鬆些的連身裙，而且不要繫腰帶，少佩戴飾物。

（3）下垂型

臀部肌肉下垂，此臀形者適合以寬腰帶來強調裙子的腰部，以掩飾下垂臀部的形狀。

（4）特大型

臀圍超過胸圍十二公分以上屬特大型。可選用大披肩與下半身保持平衡，藉以掩飾過大的臀部。繫條細小的腰帶能使背部顯得寬些，這樣上半身就顯出重量感，與臀部取得相應的平衡，發揮掩飾臀圍的作用。

（5）弓箭型

即所謂翹臀，形狀美好，有重量感，腿部渾圓修長，是最佳身材。這種臀形的人可選擇任何一類服裝，如想突出健美身材，更可選穿緊身褲，但髮型最好不要太鬆散。

▲你知道嗎？不知從何時起，豐臀成了一種時尚。在美國，不少人寧願花四千至八千美元去做豐臀手術。更令人驚訝的是，珍妮佛羅培茲竟然為自己的臀部投保了二點五億美元。

五大瘦臀法寶

（1）爬樓梯

爬樓梯，簡單又省錢，但是，因為幾乎每棟大樓都有電梯，大家已經養成了搭電梯的習慣，怎麼可能還想爬樓梯呢！其實，爬樓梯有很多好處，可以消耗卡路里，另外，如果你在爬樓梯時每次踏兩個階梯，可帶動你的大腿及臀部肌肉群，堅實你的臀部。

（2）推牆

雙腿併攏，雙手撐在牆上，腿繃直，臀部先向外伸展十秒，接著再朝牆靠近十秒，重複做，不僅可以雕塑臀部曲線，也有收腹的效果，小腹會慢慢變平。

（3）立姿蹲舉

最好能有彈力繩或是跳繩輔助，如果沒有，也可以空手做。首先，雙腳張開與肩同寬踩住彈力繩，雙手再握住繩子放在肩上，臀部往下蹲，使大腿與小腿間約成九十度，靜止動作維持八秒後，再站直。至於該做多少次，依個人情況調整。

（4）前後步蹲舉

同樣可使用彈力繩或是跳繩輔助。腳踩著繩子後，兩腳成前後步，接著下蹲，使前後腳的大腿及小腿都成九十度。

（5）金雞獨立

找一把椅子，扶著椅背，一腳站直，另一腳在空中向後伸展，約二秒後再放下，動作可重複十至十五次，接著換腳再做。

▲你知道嗎？坐下時腰要挺，背後最好放護腰墊，重心往上提，如此才不會使重量全壓在臀部及腹部，使臀部日益肥大。

臀部塑身操

在平時可利用睡前十五分鐘做做臀部塑身操，不但可加強血液循環，消除囤積脂肪，更可達到雕塑的效果。

提臀操一

（1）身體採取跪立姿勢，雙手打開與肩同寬放置地面。

（2）左邊膝蓋盡量移往胸部方向停五秒，再慢慢往上舉起（大小腿呈九十度），停五秒後放下。

（3）重複三十次後再換邊進行。

提臀操二

（1）仰躺、雙腳屈膝，雙手自然貼地與肩同寬。

（2）腹部收縮、臀部夾緊往上抬吸氣，停五秒後放下吐氣。

（3）重複三十次。

提臀操三

（1）雙手重疊、往前伸直與肩齊（或扶牆壁、椅背上皆可）。

（2）右腳站直、左腳微向後移，用腳尖頂住地面，快速將左腳往後騰空抬起，停五秒後放下。

（3）重複三十次後換腳。

提臀操四

（1）仰臥，手腳伸直。

（2）兩腳併攏慢慢抬起，抬至與地面成直角時慢慢放下。

（3）在離地面三十公分處停下來，靜止一分鐘。

（4）背部不可離開地面，膝蓋不可彎曲，肩膀和手臂不要用力。

臀部塑身操關鍵在於持之以恆，否則，不可能收到良好的效果。

▍肌肉

人體肌肉的增長隨年齡增長而不斷變化。男子從出生起，隨著身體不斷生長發育，肌肉逐年增長，二十五歲時達到最高值，以後又逐年緩慢下降；女子二十二歲左右達到最高值。

人體肌肉的基本類型

當我們從外表看人體時，比如在欣賞健美表演或舉重時，可以清晰地看到表演者肌肉的起伏，所以一般人或許會以為身體裡面有許多種肌肉。其實，人體肌肉只有三種基本類型：

第一種是骨骼肌，就是使骨頭活動的隨意肌；

第二種是平滑肌，就是為血管、胃、消化器官以及其他內臟充當襯裡的不隨意肌；

第三種就是心肌,就是心臟所特有的肌肉組織,能自動、有節律地收縮。

骨骼肌能在意識控制下作強力的收縮,人的四肢、軀幹上可以自由活動的肌肉都屬於這一類。人的內臟大部分是平滑肌,平滑肌不受意識支配,不能隨意活動,但受神經支配,因此保持經常收縮、放鬆,但收縮力不大,緩慢持久,不易疲勞。

心肌具有紋理,但紋理比骨骼肌疏。心肌也是不隨意肌。心臟以一定的速率跳動,不隨人的意志而改變。

人體有六百三十九塊骨骼肌,大約由六十億條肌纖維組成。每條肌纖維又含幾百到幾千根肌原纖維,每條肌原纖維又由一千五百根肌球蛋白和三千根肌動蛋白細絲構成。肌肉的收縮和舒張,就是由這些蛋白細絲滑動引起的。

肌肉——人體力量的源泉

肌肉被稱為人體的引擎。肌肉裡約有二〇%是蛋白質,其餘八〇%是水。蛋白質是肌肉的重要物質成分,人的全身有六百多塊肌肉,總重量約占體重的四〇%左右,經常堅持鍛鍊的人甚至占五〇%。到了老年,肌肉開始萎縮,僅占體重的二五%左右,那時做什麼事就有點心有餘而力不足了。

組成肌肉的細胞細而長,又稱肌纖維,由於它們的收縮和舒展,肌肉才能產生力量。

肌肉的工作效率是任何動力機器都無法比擬的,而現代化的機器,耗費那麼多汽油,燒那麼多燃料,卻只有三〇%的能量轉變為機械能,絕大部分能量都浪費掉了。

肌肉在把化學能轉變成機械能時只須一步:在神經信號的刺激下,肌肉收縮變短變粗,直接把食物的能量轉變為機械動力,牽引肌腱而使人運動。

人體肌肉也會「生鏽」

人體肌肉負擔加重且維生素不足，將會使肌肉受到不可逆轉的傷害，如同鐵與氧發生反應，遭到「鏽蝕」一樣，最後導致肌肉組織萎縮和死亡。這是國外科學研究的新發現。

醫學專家研究發現，人的肌肉同樣也會「生鏽」。原理在於：人體為了保持肌肉的正常生長和運動機能，需要供給必要的氧氣，在一般情況下，血液循環系統完全可以勝任，可是當人體負擔重或劇烈運動時，對氧氣的需求會突然增加，以致造成氧氣供給量增大到肌肉來不及吸收的程度。這些多餘的氧氣會導致大量自由基的產生，積聚在肌肉組織中，並且汙染這些組織。自由基形成後，人體的新陳代謝作用可以將其清除掉，但長時期的運動和重體力勞動，最終將導致肌肉組織的萎縮和壞死。

具體來說，肌肉在自由基影響下發生的變化與鐵生鏽的原理相同，都是有氧存在的緣故。自由基還是腫瘤與心血管疾病形成的罪魁禍首之一。專家們建議，從事重體力勞動或希望在體育競賽中取得優異成績的人，都需要比平常人攝取更多的維生素，其中最重要的是維生素 C 和 E。

對於運動員來說，每天攝取一百毫克的維生素 C、二百毫克的維生素 E，就能發揮預防肌肉生鏽的作用，進而大大降低肌肉組織受損害的程度。這樣大劑量的維生素，一般應依靠補充維生素製劑來獲得，對於正常人而言，專家們認為，成人每天服十二至十五毫克的維生素 E 和六十毫克的維生素 C 就足夠了，平時注意多食用些含這兩種維生素的食物，維生素 C 含量高的食物有各種水果和深綠色蔬菜；維生素 E 含量高的食物有各種乾果、植物油、橄欖、小麥胚芽、芝麻等。

▲你知道嗎？人的肌肉占了人體重量的四〇％。具體來說，肌肉是一臺沒有齒輪、活塞和槓桿的神奇「引擎」，它具有驚人的動力，能提起比它自身重許多倍的重物。

什麼在影響著肌肉收縮的力量

肌肉力量的大小與很多生理因素有關，主要的因素有：

（1）肌肉生理橫斷面

肌肉生理橫斷面增加是由於肌纖維增粗造成的，而肌纖維的增粗則主要是收縮性蛋白質含量的增加，增粗了的肌纖維收縮產生的力量就增大。負重力量練習對增加肌肉生理橫斷面有良好效果。

（2）肌群的協調能力與動員程度

在現實生活中，常可見到兩個人肌肉粗細相似，但兩人力量卻不相同，這就是肌肉中肌纖維的動員程度及肌肉群之間協調能力的差異。一個不經常鍛鍊的人，最大用力時只能動員約五〇％至六〇％的肌纖維參加活動，而訓練有素的運動員，則可動員八〇％至九〇％的肌纖維，力量當然就大了。

（3）肌肉收縮前的初長度

在肌肉收縮前作適當拉長，收縮時能增大肌力，這是由於增強了肌肉恢復原長度的彈性力的緣故，它是提高肌力的一種積極手段。在人體運動中，這種情況是常見的，如做各種起跳動作前，先屈膝、屈髖，就是先拉長股四頭肌、小腿三頭肌和臀大肌，以便增強這些肌肉的收縮力量。但若將肌肉拉得過長，則肌力不僅不能提高，反而會下降，如起跳前屈膝屈髖過大，起跳時就不容易跳起，且肌力不大。

（4）肌肉收縮的代謝適應

肌肉的收縮放鬆有賴於能量的供應，經常進行力量鍛鍊，能使肌肉產生一系列代謝適應性變化，如肌肉中微血管網增加，保證氧氣和養分的供應、肌肉中能源物質如肌糖原等含量增加、肌肉內各種酶的活性提高等，進而加強了肌力的發揮。

▲你知道嗎？心臟可以陪伴人活到一百歲以上。一個人活到一百歲時，心臟已跳動了約四十億次，總共壓送了約五十五萬噸血液到身體各部分。心肌的能量簡直讓人難以置信。

女性肌肉為何不如男性發達

動物在長期的演化過程中，雄性與雌性的身體結構因分工的不同產生了差異。雄性要獵取食物，抵抗入侵者，要在競爭中生存，就必須身強力壯。自然選擇的結果是，肌肉發達、骨骼粗壯的保存了下來；身體衰弱者被淘汰滅亡。雌性懷孕生育，哺乳後代，其乳房發達，體態豐滿，皮膚細膩，骨盆比雄性寬大，但骨骼與肌肉的發育相對比雄性弱些。

動物雌、雄性的這些構造特點亦表現在人類身上。形態與功能是統一的。經常鍛鍊身體，透過健美操的訓練，女子的肌肉亦可練得很粗壯。反之，男性發達的肌肉若不去鍛鍊，亦會萎縮鬆軟。但不管怎樣鍛鍊，女性的解剖結構與男性的差異，仍然存在。女性肌肉的質與量相對比男性弱，而脂肪組織相對比男性多。

肌肉處於鬆弛狀態的人多為三十歲以上四十五歲以下的女性，這些人或夜生活過多，或飲酒抽菸、或飲食不正常，因此，眼部周圍有較多細碎的皺紋，下巴及身上的肌肉會出現不同程度的鬆弛，這類女性尤其應注意肌肉鍛鍊。

身體內部系統

身體內部結構，猶如地球上包羅萬象的自然景觀。只要生命存在，身體內部就會一直不停地運動：每天，心跳平均十點八萬次，肺呼吸二點六萬次，腎臟過濾一千七百公升的血液，胃分泌一點五公升的胃液，肝則製造一公升的膽汁，最精彩的生理反應乃是生殖過程……。

▎腦

腦是中樞神經系統的主要組成部分，位於顱腔內，重約一千二百至一千五百克。腦分為大腦、小腦和腦幹三個部分。

大腦「酷愛」的食物

營養專家告訴我們，有選擇性地食用某些食物可以有效提高工作效率，這類大腦「酷愛」的食物有：

（1）甜食

適當食用一些甜食，對腦部健康十分有益。因為糖是供給大腦活動的主要物質，若血液中血糖濃度過低，便易發生頭昏、目眩等症狀。此外，適當多吃些米、麵及薯類等食物，也有助於提高人的應變能力。

（2）蛋白質

蛋白質是大腦最需要的營養物質，如果大腦和身體不攝入足夠的蛋白質，那麼體力和智力就會下降，反應敏捷度也會相對減弱。含蛋白質最豐富的食物是肉和肉製品、牛奶和乳製品，以及各種蛋類。

（3）鉀

鉀對神經系統的活動有著相當重要的作用，所以宜多補充一些含鉀豐富的食物，如馬鈴薯、水果和蔬菜等。

(4) 磷

磷是大腦活動所必需的一種礦物質，它不僅是組成腦磷脂、卵磷脂的主要成分，而且還參與神經纖維的傳導活動，影響著人的反應敏捷程度。含磷量較豐富的食物主要有蝦皮、干貝、黃豆及乳製品、豆類食物等。

(5) 腦磷脂和卵磷脂

這兩種物質有增強思維敏捷和記憶的功能，可多吃些動物的腦、骨髓、蛋黃等。

(6) 維生素

人體缺少維生素 C 時，會感到疲勞、嗜睡，工作能力下降，反應明顯遲鈍，可多食蔬菜作補充。

(7) 麩胺酸

對大腦機能有改善作用，大豆、牛肉、起司、肝臟等食物中含量較多。

▲你知道嗎？糖是大腦唯一可以直接利用的能源。大腦「偏食」，並不是因為它特別「挑剔」，而是因為只有糖能順利通過腦屏障進入腦組織被腦細胞利用。

左右大腦的功能

腦除了分為大腦、小腦和腦幹之外，又分為左、右兩半球，右半球就是「右腦」，左半球就是「左腦」。而左右腦平分了腦部的所有構造。左腦與右腦形狀相同，功能卻大不一樣。左腦司語言，也就是用語言來處理訊息，把進入腦內看到、聽到、觸到、嗅到及品嘗到（左腦五感）的訊息轉換成語言來傳達。左腦主要控制著知識、判斷、思考等，和顯意識有密切的關係。

右腦的五感包藏在右腦底部，可稱為「本能的五感」，控制著自律神經與宇宙波動共振等，和潛意識有關。右腦是將收到的訊息以圖像處理，瞬間即可處理完畢，因此能夠把大量的資訊一併處理（心算、速讀等即為右腦處理資訊的表現方式）。

一般人右腦的五感都受到左腦理性的控制與壓抑，因此很難發揮既有的潛在本能。然而懂得運用右腦的人，聽音就可以辨色，或者浮現圖像、聞到味道等。心理學家稱這種情形為「共感」，這就是右腦的潛能。

如果讓右腦大量記憶，右腦會對這些訊息自動加工處理，並衍生出創造性的訊息。也就是說，右腦具有自主性，能夠發揮獨自的想像力、思考，把創意圖像化，同時具有作為一個故事述說者的卓越功能。如果是左腦的話，無論你如何絞盡腦汁，都有它的極限。但是右腦的記憶力只要和思考力一結合，就能夠和不靠語言的前語言性純粹思考、圖像思考連結，而獨創性的構想就會神奇般地被引發出來。

專家為我們明確地指出了左右大腦的功能：

左腦（意識腦）

（1）知性、知識、理解、思考、判斷、推理、語言、抑制；

（2）五感（視、聽、嗅、觸、味覺）。

右腦（潛意識腦）

（1）圖像化機能（企劃力、創造力、想像力）；

（2）與宇宙共振共鳴機能（第六感、念力、透視力、直覺力、靈感、夢境等）；

（3）超高速自動演算機能（心算、數學）；

（4）超高速大量記憶（速讀、記憶力）。

▲你知道嗎？大腦的工作效率是驚人的，而它消耗的能量也大得驚人，只有體重二％的大腦，卻要消耗人體二〇％的能量，且主要是葡萄糖。

大腦的四個記憶高潮

清晨起床後，大腦經過一夜的休息，此刻認知印象清晰，學習一些難記憶且必須記住的東西，較為適宜。

上午八至十點是第二個記憶高潮。這個時段體內腎上腺等激素分泌旺盛、精力充沛，大腦具有嚴謹而周密的思考能力，認知能力和處理能力較強，此刻是攻克難題的好時機。

第三個記憶高潮是下午六至八點。可以利用這段時間來回顧、複習全天學過的東西，以加深印象。這也是整理筆記的黃金時機。

入睡前一小時是記憶的第四個高潮。利用這段時間來加深記憶印象，特別針對一些難以記住的東西加以複習，則不易遺忘。

▲你知道嗎？研究發現，腦中蘊藏著無數有待開發的資源，而一般人對腦力的運用不到五％。

怎樣學會科學用腦

專家提醒，只有科學地用腦，才能取得高效率，也才能避免神經衰弱的發生。下面介紹一些科學用腦的知識：

（1）用腦適度

過度的閒散對腦健康的維持是不利的。因為人腦就像一部機器，長期不用就會「生鏽」。但是，用腦超過了一定限度，不僅效果不佳，反而適得其反。適度的工作與學習是對腦的一種有益刺激，保持大腦皮質最適宜的緊張度，對腦的保健是非常有益的。

（2）循序漸進，勞逸結合

工作、學習的規律應該是由淺入深，先易後難，由初級到高級，由簡單到複雜，循序漸進，絕不能一步登天，但也不能安於現狀，不思進取。

在每日工作、學習的具體安排上要注意穿插進行，差別較大的不同學習內容交叉進行，工作也最好是腦力勞動和體力勞動相交叉、複雜勞動和簡單勞動相交叉，這樣不僅可以提高效率，且可保護大腦皮質的功能，因為這樣可以使大腦管理不同功能的部位得到輪流興奮和抑制，避免長期使用同一個區域而使大腦疲勞。

（3）左右腦並用

有研究證明，人的左右腦功能相互聯繫卻又分工不同，從事科技、文學、教育等工作的人，多數只用了大腦的左半球，而右半球則不常使用，這樣就會使不常用的半球表現無能。相反地，如對不常用的半球加強運用，給予不斷刺激，這樣常用的和不常用的兩半球互相配合，互相啟發，互傳訊息，就會使兩側大腦半球的潛力得到開發，工作、學習的效率就會大大提升，達到事半功倍的效果。

▲你知道嗎？大腦集中精力最多只有二十五分鐘，所以專家建議，學習二十至三十分鐘，就應該休息一會兒。

自我按摩消除大腦疲勞

在長時間的連續工作、突然受精神刺激、長期焦慮、飢餓或飽食後用腦等，都會引起大腦疲勞，常表現為頭昏、腦脹、頭痛、失眠、記憶力減退等症狀。發現這些情況首先要找出造成腦疲勞的原因，然後做自我保健按摩。其方法如下：

（1）將雙手手掌相對搓熱，然後由前額處經鼻兩側向下至臉頰部，再向上至前額處，做上下方向的搓臉動作三十六次。

（2）用雙手揉搓耳部三十六次。

（3）用雙手手指自前向後做梳理頭髮的動作三十六次。

（4）雙手五指自然分開，從前向後，先以各指端快速輕擊頭皮，逐漸加重，最後改用手指拍擊頭皮三十六次。

（5）用雙掌捂住雙耳，手指放在枕骨上，食指壓在中指上，食指快速下滑，彈擊耳後枕骨處三十六次。

（6）用雙手手指交叉抱住頭部，做頸部後伸動作三十六次。

（7）用雙手手掌輕輕撫摸頭部，將頭髮從前向後理順，呼吸稍稍加深並減慢，數次後恢復平靜呼吸。

上述方法不僅能改善頭部和面部的血液循環，使面色紅潤，而且可以使大腦清醒，增強記憶力。

▲你知道嗎？美國研究人員研究發現，每天進行輕微的鍛鍊，如步行四十分鐘或慢跑半小時，可保持體、腦健康。

怎樣延緩大腦衰老

人到中年，通常都會感到記憶力減退，這是由於大腦逐漸衰老所致。據不完全統計，人的腦細胞約有一百四十至一百五十億個，四十歲以後每天約有十萬個腦細胞開始凋亡，到六、七十歲時大致減少十分之一左右，為了早日防止智力下降，延緩大腦功能的老化，我們要學會科學地用腦和健腦。

（1）勤用腦

不要害怕用腦，用腦越多，大腦內各種神經細胞之間的聯繫越多，形成的條件反射也越多，腦子就更靈活。科學家研究發現，勤用腦的人，大腦不易疲勞，腦神經細胞保養良好，儘管年齡增長，卻能避免老年痴呆。而整天無所事事、無所用心的人，不僅智力降低，而且大腦容易萎縮和早衰。據有關資料報導，勤於用腦者的智力比用腦少的人要高出五〇％。

（2）節欲健腦

中醫認為「腎為先天之本，主要生髓，通於腦，腦為髓海。腦為元神之府，腦髓不足則頭暈耳鳴，目無所視。」大腦的活動有賴於腎精的充養。人老則氣血衰竭，腎精枯槁，面黃髮白，筋骨無力。節欲可養精，養精才能健腦養神，延緩大腦衰老。反之，性生活過度，則傷精耗神，未老先衰，頭腦昏昏，智力減退，精神萎靡，百病叢生。

（3）健腦鍛鍊

每日清晨起床後，到戶外散步，或做保健操、打太極拳等。清晨空氣新鮮，大腦可得到充分的氧氣，喚醒尚處於抑制狀態的各種神經機制。在學習、工作疲勞時，應調節一下環境，如聽聽悅耳的音樂、歡快的鳥語，或觀賞一

下綠草、鮮花等，這些活動能使人心情愉快，精神振奮，提高大腦的活動功能。

（4）手指運動健腦

手指的技巧鍛鍊可促進思維，健腦益智，如用功夫球鍛鍊，即手托兩個鐵球或兩個核桃，不停地在手中轉動，長期堅持會有良好的健腦作用。經常進行手指技巧活動，能直接刺激腦細胞，增強腦的活力，使其功能發達，保持整體平衡。

（5）保證充足睡眠

睡眠是大腦休息的重要方式，人在睡眠時，大腦皮質處於抑制狀態，體內被消耗的能量物質重新合成，使經過興奮之後變得疲勞的神經中樞，重新獲得工作能力。睡眠的好壞不全在於時間的長短，更重要的是睡眠的深度，深沉的熟睡，消除疲勞快，睡眠時間可減少。

（6）生活有規律

避免過度的精神緊張，合理地安排工作、學習和娛樂，使大腦皮層興奮部位輪流得到休息，防止過度興奮而加重神經系統負擔。神經細胞是否萎縮，對人的衰老變化起著重要作用，實驗證明，大腦皮質的過度緊張是引起早衰的重要原因。當人的神經系統正常機能遭到破壞時，體內外環境平衡失調，會引起各種臟器的功能低下，導致早衰，所以保持神經系統的健康，是防止早衰和大腦功能減退的重要因素。

▲你知道嗎？長期運動可以減少由於年齡增長而出現的腦組織損失，而腦組織損失的減少就意味著記憶力衰退的減輕。

預防腦中風把好七道關

近年來，腦中風的發病率逐年增多，致殘率、死亡率都較高。當務之急是做好預防，把好七道關：

（1）把好中風的先兆關

中風前兆由於腦血管發生的病理與部位不同，常是各式各樣的，但多數有頭暈、頭痛、短暫意識不清、言語不清等。有上述症狀者應儘早檢查治療，把病堵截在萌芽時期。

（2）把好原發疾病的治療關

腦中風患者多數患有高血壓、高血脂、糖尿病、冠心病、動脈硬化等。儘早積極有效地控制和治療這些能致中風的危險性疾病，是預防中風的重要工作。

（3）把好日常的飲食關

腦中風多數有高血脂、動脈硬化問題，因此平時應不吃或少吃富含高膽固醇的食物，如動物油、蛋黃、動物內臟等，常吃些有降脂作用的食品，如大豆、大蒜、綠茶、生薑、黃瓜、洋蔥、香菇、葡萄、海帶、黑木耳、花生、瓜子、燕麥、蕎麥、小米等，還要戒菸限酒。

（4）把好心理情緒關

有一部分腦中風是由劇烈的喜、怒、憂、思、悲、恐等精神刺激引起。因此平時就要做到「八不」，即不暴怒、不悲傷、不氣憤、不激動、不驚恐、不憂愁、不畏懼、不急躁。

（5）把好天氣的驟變關

部分腦中風是由於受到較強的風寒、濕熱等所致，因此要做到「六防」，即防寒凍、防上火、防惡風、防潮濕、防中暑、防燥熱。

（6）把好勞逸適度關

過度勞累往往也會引發腦中風，因此要把好勞逸適度關，做到「六防」，即防突搬重物、防長時間超負荷運動、防過度疲勞、防勉強鍛鍊、防生活緊張忙亂、防過度用腦。勞逸適度，生活規律，適時參加一些文體活動。

（7）把好急診的時間關

對懷疑有動脈粥樣硬化引起的血栓性腦梗塞，要爭取在三小時內將患者送到醫院檢診後及時進行溶栓、抗凝血治療，這樣才可能使患者病情恢復正常、不留後遺症。所以這時必須樹立「時間就是生命」的觀念，分秒必爭地救治病人。

實踐證明，若病發後超過了三至六小時才進行醫治，再怎麼積極治療終究還是會留下後遺症，故應千萬牢記把好急診的時間關。

▲你知道嗎？腦重占人體重量的二％，而供應大腦的血液卻占心臟輸出血液的一五％。腦組織的代謝十分活躍，需要大量營養素的供給，但其不能貯存能量和更多的營養素。

腦血栓的蛛絲馬跡

腦血栓對中老年人威脅很大，這不僅在於它發病率高、症狀重、病程長、康復慢和好復發等特點，而且常在人們休息、靜止或睡夢中不知不覺地發病，這就讓預防和及時發現帶來了一定的困難。

不過，只要認真仔細地觀察病人發病前的表現，也還是能夠抓住它的一些蛛絲馬跡的，歸納國內外的臨床資料，可以把下列七種異常表現作為腦血栓的重要信號：

（1）近期出現過手足麻木或軟弱無力，手中拿東西忽然落地。

（2）突然出現短暫性的雙目失明或視物模糊。

（3）忽然失語或吐字不清，或說話困難，但卻「心裡明白」，即意識清楚，而且很快就恢復正常，不留任何痕跡。

（4）時常頭暈，有時甚至突然暈倒在地，但又能迅速清醒過來。

（5）近期出現記憶障礙，尤其是短期記憶明顯減退，乃至完全遺忘。

（6）原因不明的智力減退，注意力不易集中，思考問題感到費力，工作效率降低。

（7）透過檢查眼底可檢查出腦動脈硬化或高血壓，或血脂、血液黏稠度增高，腦血流圖有供血不足的改變者，則近期更可能發生腦血栓。

▲你知道嗎？白糖可直接進入血液中，使血液流動不暢。過多地食用白糖及其製品，即會產生這種不良作用。白糖進入細胞中可帶進水分，使細胞呈「泥濘」狀態，這不僅對大腦不利，而且還易導致腦溢血、腦血栓。

使大腦遲鈍的八種不良習慣

以下八種不良習慣，會使大腦變得遲鈍。

（1）長期飽食

進食過飽後，大腦中被稱為「纖維母細胞生長因子」的物質會明顯增多。它會使微血管內皮細胞和脂肪增多，促使動脈粥樣硬化，出現大腦早衰和智力減退等現象。

（2）輕視早餐

不吃早餐會使人的血糖低於正常供給，久而久之對大腦有害。

（3）甜食過量

甜食過量會降低食慾，減少對高蛋白和多種維生素的攝入，導致身體營養不良，影響大腦發育。

（4）睡眠不足

大腦消除疲勞的主要方式是睡眠，長期睡眠不足或品質太差只會加速腦細胞的衰退，聰明人也會變得糊塗起來。

（5）長期吸菸

長年吸菸使腦組織呈現不同程度的萎縮，易患老年痴呆。因為長期吸菸會引起腦動脈硬化，導致大腦供血不足，神經細胞變性，繼而發生腦萎縮。

（6）少言寡語

大腦中有專司語言的葉區，經常說話會促進大腦的發育，並能鍛鍊大腦的功能。平常應該多說一些內容豐富、有較強哲理性或邏輯性的話。

（7）蒙頭睡覺

人在蒙頭睡覺時，被子裡二氧化碳濃度會不斷升高，氧氣濃度會不斷下降，長期吸進潮濕汙濁的氣體，對大腦危害極大。

（8）帶病用腦

在身體不適或患病時，勉強堅持學習或工作不僅效率低下，而且還容易造成大腦損害。專家提醒，坐著午睡有損健康。有些人坐著午睡後，會感到頭暈、耳鳴、腿軟、視覺模糊，這些現象都是因為大腦缺血而引起的。

小腦的功能

小腦是腦的一部分，位於大腦的後下方，顱後窩內，延髓和橋腦的背面，可分為中間的蚓部和兩側膨大的小腦半球。小腦表面有許多大致平行的淺溝，溝間為一個葉片。表面的灰質為小腦皮質、深部為白質，也稱髓質。白質內有數對核團，稱中央核。

小腦是運動的重要調節中樞，有大量的傳入和傳出聯繫。大腦皮質發向肌肉的運動訊息和執行運動時來自肌肉和關節等的訊息，都可傳入小腦。小腦經常對這兩種傳來的神經脈衝進行整合，並透過傳出纖維調整和糾正各有關肌肉的運動，使隨意運動保持協調。

此外，小腦在維持身體平衡上也起著重要作用。它接受來自前庭器官的訊息，透過傳出聯繫，改變軀體不同部位肌肉的張力，使肌體在重力作用下，做加速或旋轉運動時保持姿勢平衡。

據研究，小腦對內臟機能活動也有一定作用。小腦損傷引起的功能障礙是同側性的。小腦受損傷後功能障礙主要表現為：肌張力低下，肌肉弛緩，如出現小腿呈鐘擺樣反射；隨意運動發生障礙，表現為運動的速度、範圍、力量和方向不準確，如步態失調，動作笨拙；平衡障礙，如軀體不易維持直

立姿勢，而向受損側傾斜；自律神經系統功能障礙，如尿失禁。小腦和負責記憶與情感的大腦不同，主要負責全身的運動功能，小腦功能一旦喪失，身體的平衡、複雜的運動就無法維持和進行。

▍神經

神經系統是人體內最高級、最重要、功能最複雜的一個系統，是人體的調節裝置。神經系統能感受體內體外的各種刺激，調節全身器官的功能活動，使器官、系統之間的活動互相配合而形成統一的整體，並和外界環境不斷保持平衡。

如何擺脫神經衰弱

患了神經衰弱，會為學習、工作帶來很大影響，精神異常痛苦。那麼如何才能擺脫神經衰弱帶來的煩惱呢？可從下面四個環節入手，調整自己的心理狀態。

（1）消除引起神經衰弱的緊張情緒，減輕心理壓力

首先應認清，這種「病」是可以治癒的，絕不是什麼絕症，也不會變成精神病。儘管自覺腦力不濟，實際上照樣能應付日常生活及一般工作和學習，不會造成精神殘疾。應將理想與現實、希望與可能分清。不要為腦力下降而焦慮，必要時須降低自己的奮鬥目標，要量力而行，要把目標確定在自己能充分發揮潛能，而又不導致精神崩潰的限度。將目標降低，輕裝前進，能收到出人意料的效果。

（2）正確認識神經衰弱的本質

已患神經衰弱的人，首先要認識到症狀是一種信號，它告訴你：「大腦太累了，壓力太大了，需要休息調整了。」這時，想一下子消除症狀肯定是無濟於事的。應該先冷靜地分析一下，這種情緒緊張和心理壓力來自何方。從表面上看，神經衰弱確實影響了學習和工作，但實質上它及時地停止了你超負荷運轉，使你暫時擺脫了沉重的心理負擔，獲得一個休息、喘息的機會，同時也使你獲得了一次直接面對痛苦，甚至設法超越痛苦的機會。有許多人

就是從神經症的痛苦與束縛中徹底解脫出來，成了一個全新的、富有創造性的、能夠釋放出潛能的人。

（3）打破神經衰弱的惡性循環

惡性循環形成的關鍵是患者想用人為的努力直接消除神經衰弱的症狀，如注意力不集中、失眠、煩惱等。但人為的努力不但無效，反而越發固定了注意力，越想努力消除，症狀越重，相信患者對此一定體會很深。

要想打破惡性循環，須做到：不把注意力集中於這些症狀；不去有意識地直接消除症狀。實現上述兩點的唯一辦法就是行動，帶著症狀去做事，可以從最簡單的事情做起。如果你下決心找事做，就不愁沒事做。唯一的要求就是不想病、不談病，帶著痛苦找事情做，像正常人一樣生活。所做的事情盡量不要太單一，盡量做一些比較消耗體力的、不太費腦筋的、自己喜歡的、收效很快的事情，逐漸增加做事的種類和加強腦力消耗。長此堅持下去，神經衰弱的苦惱會在不知不覺中消失。

（4）改善睡眠

要想改善睡眠，首先要養成良好的睡眠習慣，注意生活有規律。晚飯不宜過飽，臨睡前不要進食，不飲用具有興奮作用的飲料，不要進行大運動量的體育鍛鍊，不聽節奏感太強的音樂等，不睡覺時盡量不進入臥室，沒有睡意不上床。

有些病人害怕失眠而提早就寢，或由於失眠而導致晚起，這些均不可取。要認識到睡眠是一個自然過程，是生理現象，是由生理時鐘決定的本能現象，人為的努力不但無法奏效，而且越是為入睡焦慮，大腦皮質越興奮，越難以入睡。患者為入睡而做出的種種努力，往往收到完全相反的效果。每當你下決心不睡，希望能熬個通宵時，卻偏又睡意綿綿。所以，應該順其自然，不要強迫自己趕快入睡。

▲你知道嗎？神經衰弱是以神經過程中易於興奮和易於疲勞為特點，伴有情緒不穩定、睡眠障礙及自律神經功能紊亂等症狀特徵的精神官能症。

神經衰弱患者的自我保健

神經衰弱患者可以採取下列多種自我鍛鍊法配合治療：

（1）鳴天鼓

兩手心掩耳，食指放在中指上，然後讓食指滑下，彈擊腦後二十至三十次，可聽到擊鼓樣的聲音，這對減輕頭昏頭痛有一定的作用。

（2）擦湧泉

兩手握熱後，用右手中間三指擦左足心，至足心發熱為止，然後依法用左手擦右足心，一般以擦四次為佳。按中醫理論，湧泉穴位於足心，為足少陰腎經的起點，按摩此穴位，能引導虛火下降，有助於治失眠、心悸。

（3）散步

根據實驗研究，神經衰弱患者做較長距離的散步（例如二至三公里），有助於調整大腦皮質的興奮和抑制過程，減輕血管活動失調的症狀（如頭痛、兩太陽穴跳痛等）。日常生活也有這樣的經驗，散步後精神較振作，心情較舒暢。

（4）冷水浴

冷水的刺激有助於強壯神經系統，增強體質。因此，神經衰弱患者適宜冷水浴。冷水浴宜在早晨起床後進行。初期先用溫水擦身，經過一段時間鍛鍊，習慣以後改用冷水擦身，最後用冷水沖洗或淋浴，每次三十秒到一分鐘左右；從夏天起可以參加游泳，如能堅持到秋冬，效果更佳。

（5）其他運動

情緒較差、精神萎靡不振的患者適合進行提高情緒的遊戲或運動，如乒乓球、籃球、划船、跳繩、踢毽子等，也適合在戶外做輕量勞動。

▲你知道嗎？一般認為，神經衰弱多由持續性的緊張情緒刺激所引起，主要表現為疲勞、頭痛、腰痛、憂鬱、失眠、食慾不振、記憶力減退、注意力不集中等。

自我診斷憂鬱症

憂鬱症是情感性精神疾病或心境障礙的一個類型，也是一種常見的精神疾病。臨床上以情緒低落、興趣和愉快感缺乏為主要特徵的抑鬱發作。

憂鬱症以情緒低落為主要特徵，病程持續至少二星期，且至少伴有下列十項症狀：

(1) 對日常活動喪失興趣，無愉快感。

(2) 精力明顯減退，無原因的持續疲勞。

(3) 精神運動性遲滯或激越。

(4) 自我評價過低，或自責，或有內疚感，可達妄想程度。

(5) 聯想困難，或自覺思考能力顯著下降。

(6) 反覆出現想死之念頭，或有自殺行為。

(7) 失眠或早醒，或睡眠過多。

(8) 食慾不振或食慾減退，體重明顯下降；或食慾增加，體重明顯增加。

(9) 性慾明顯減退。

(10) 社會功能受損，或給本人造成痛苦或不良後果。

據研究顯示，憂鬱症患病率成年男性為二％至三％，成年女性為五％至九％。一生中患病危險機率男性五％至一二％，女性一〇％至二五％。

正確對待焦慮症

經常看到有些人心煩意亂，坐臥不安，有的為一點小事而提心吊膽，緊張恐懼。這種現象在心理學上叫做焦慮，嚴重者稱為焦慮症。

防治焦慮症有如下措施：

（1）要有一個良好的心態

首先要樂天知命，知足常樂。古人云：「事能知足心常泰。」不要老是追悔過去，埋怨自己當初這也不該，那也不該。理智的人不注意過去留下的腳印，而注重開拓現實的道路。其次是要保持心理穩定，不可大喜大悲。「笑一笑十年少，愁一愁白了頭」，要心寬，凡事想得開，要使自己的主觀思想不斷適應客觀發展的現實。不要企圖讓客觀事物納入自己的主觀思維軌道，那不但是不可能的，而且極易誘發焦慮、抑鬱、怨恨、悲傷、憤怒等消極情緒。其三是要注意「制怒」，不要輕易發脾氣。

（2）自我疏導

輕微焦慮的消除，主要是依靠個人，當出現焦慮時，首先要意識到這是焦慮心理，要正視它，不要用自認為合理的其他理由來掩飾它的存在。其次要樹立起消除焦慮心理的信心，充分調動主觀能動性，運用注意力轉移的原理，及時消除焦慮。當你的注意力轉移到新的事物上去時，心理上產生的新體驗就有可能驅逐和取代焦慮心理，這是人們常用的一種方法。

（3）自我放鬆

當你感到焦慮不安時，可以運用自我意識放鬆的方法來進行調節，具體來說，就是有意識地在行為上表現得快活、輕鬆和自信。比如，可以端坐不動，閉上雙眼，然後開始向自己下達指令：「頭部放鬆、頸部放鬆」，直至四肢、手指、腳趾放鬆。運用意識的力量使自己全身放鬆，處在一個鬆和靜的狀態中，隨著周身的放鬆，焦慮心理可以慢慢平緩下來。

另外還可以運用視覺放鬆法來消除焦慮，如閉上雙眼，在腦海中創造一個優美恬靜的環境，想像在大海岸邊，波濤陣陣，魚兒不斷躍出水面，海鷗在天空飛翔，你光著腳丫，走在涼絲絲的海灘上，海風輕輕地拂著你的面頰……。

(4) 藥物治療

如果焦慮過於嚴重，還可以遵照醫囑，選服一些抗焦慮的藥物，如利眠寧、多慮平等，但最主要的還是要靠心理調節。也可以透過心理諮詢來尋求他人的開導，以求盡快康復。

▲你知道嗎？焦慮是個體由於達不到目標或無法克服障礙的威脅，致使自尊心或自信心受挫，或使失敗感、內疚感增加，所形成的一種緊張不安帶有恐懼性的情緒狀態。

耳聾警惕聽神經瘤

聽神經瘤是顱內好發的一種良性腫瘤，來自聽神經的前庭部分，少數來自耳蝸部分，所以患者的首發症狀多為耳鳴、眩暈和一側聽力逐漸減退。隨著腫瘤漸漸擴張性長大而直接壓迫鄰近組織，就會出現頭痛、嘔吐、視力減退、面部知覺減退，面肌麻痺、閉眼不攏、眼球震顫、走路搖晃、步態蹣跚、共濟不協調等症狀，嚴重損害周圍結構，其病已進入晚期。

所以，如果單側性耳鳴、眩暈、聽力漸退時且症狀漸重，應考慮到有聽神經瘤的可能。聽神經瘤是良性腫瘤，治療效果良好，如果是早期診療，就會很快康復，而且極少留下後遺症。

精神分裂症的表現

精神分裂症是精神科最常見的疾病，本病開始發病於青少年階段，以十六至三十歲為最多，病因未明。本病可分為四種類型：

(1) 單純型

多在青少年時發病，發病緩慢，誘因不明顯。可先有頭痛、頭暈、失眠、精神不振等早期症狀，逐漸對環境不感興趣，顯得孤獨懶散。與家人情感疏遠，言語和動作緩慢減少，少有幻覺和妄想。

（2）青春型

多在青春期發病，發病緩慢，表現孤僻怪誕。情感多變，易衝動，言語雜亂無章，妄想荒謬，常有幻覺，表現古怪愚蠢、淘氣、幼稚、扮鬼臉等行為。

（3）緊張型

青壯年發病，急性、亞急性發病居多，少數緩慢發病。早期精神不振、乏力、少動、對周圍事情缺乏興趣、緘默不語，動作被動或違拗，出現典型的木偶形狀態，或緊張興奮狀態出現。

（4）妄想型

發病較單純型或青春型晚。發病多緩慢，常以敏感多疑開始，如懷疑別人陷害他，議論他。常有各種妄想和幻覺，以被害妄想，關聯妄想、物理作用妄想及評論性幻聽多見。情感不穩定，行為常受妄想幻覺支配，有時會有攻擊、自傷行為。

此外還有些病人具有精神分裂症的基本症狀，但不能歸入以上各型者，稱為未定型。

據有關資料統計，五〇％的精神障礙患者有自殺企圖，一〇％自殺身亡。因此，在加強治療的同時，應做好病人的心理調節工作。家人應正確對待患者，要關心、愛護患者。

防治神經衰弱失眠小偏方

睡前喝一杯熱牛奶，牛奶中的色胺酸有催人入睡作用。

睡前將一匙食醋兌入涼開水中飲用能助眠。

百合十五克，與粳米、糯米各五十克，共煮成粥，加適量冰糖食用。

鮮百合五十克，用清水浸一晝夜，與冰糖合炒食用。

取生熟棗各十五克，水煎去渣，用其汁將百合煮熟，連湯吃下。

用鮮百合六十至九十克與蜂蜜適量拌和，蒸熟，睡前服，有清心安神作用。

取洋蔥一百克切片，浸泡在六百毫升燒酒中，一星期後取出。以洋蔥酒十毫升，牛奶九十毫升，雞蛋一個，蘋果半個榨汁。調和後，於睡前三十分鐘飲用。

菜心中有一種乳白色漿液，具有安神作用。使用時，把菜心帶皮切片煮熟，睡前喝湯，有助眠功效。

▲你知道嗎？人三分之一的時間是在睡眠中度過的，睡眠與健康密切相關，並且歷來受到人們的重視。「寧可食無肉，不可睡不寐」是古人的教誨。

▌坐骨神經

坐骨神經是分布在人體下肢最粗大的神經。坐骨神經痛是沿著坐骨神經通路及其分布區產生的一種疼痛症候群，病人較痛苦，會影響日常生活及勞動，此病比較常見，應引起足夠的重視。

什麼是坐骨神經痛

坐骨神經痛在體內各種神經痛中居於首位，是常見疾病。但坐骨神經痛只是疾病的一個症狀，它本身不是一種獨立的疾病。坐骨神經痛發病年齡常在二十至六十歲，其中四十歲左右最多見，二十歲以前和六十歲以後少見。

坐骨神經痛是指坐骨神經通路及其分布區的疼痛，也就是說任何原因引起的臀部、大腿後側、小腿後外側和足外側緣的疼痛均稱之為坐骨神經痛。

坐骨神經痛分兩大類，即原發性坐骨神經痛和繼發性坐骨神經痛，兩者病因不同。

（1）原發性坐骨神經痛

原發性坐骨神經痛主要是由於感染或中毒直接損害坐骨神經引起，也叫坐骨神經炎，臨床上少見，多和肌炎、肌纖維組織炎同時發生。受寒、受潮可為其誘發因素。

（2）繼發性坐骨神經痛

繼發性坐骨神經痛是坐骨神經通路受鄰近組織病變的刺激、壓迫或破壞所引起的疼痛，臨床上所見的坐骨神經痛大多數為繼發性坐骨神經痛。

症狀表現：坐骨神經痛常常在外傷、體力勞動或受涼後發病，或由於以上原因而復發。多數表現為一側疼痛，個別為雙側。典型的坐骨神經痛表現為一側腰部、臀部疼痛，並向大腿後側、小腿後外側、足外側放射。走路和改變姿勢會使疼痛加劇，平臥時病腿抬高受限。

無論哪種類型的坐骨神經痛，都會出現臀部和小腿肌肉鬆弛，病程較長者會出現這些部位的肌肉萎縮，即患側臀變小、小腿變細。

上班族如何預防坐骨神經痛

人們在日常工作中，正確的姿勢加上有規律的體育鍛鍊，對預防坐骨神經痛是非常重要的。因此，必須注意以下幾種姿勢：

（1）工作時

應盡量減少在不良姿勢下工作，並嘗試在符合人體生物力學要求的狀態下從事勞動，如彎腰搬重物時要先屈髖、屈膝及盡量避免單手提重物，盡量用肩扛重物等。

長期在辦公室工作的人員，應避免本身的坐姿不良或不良姿勢過久，選擇符合人體工學原理的桌椅，並且在工作一段時間後，酌情調整自己的工作姿勢。提倡在工作休息時間做健身操，注意腰部自我按摩，防止腰肌疲勞。

（2）步行時

正確的步行姿勢應該是頭部端正，兩眼前視，下顎微收，胸部略微前挺，並在任何時候都應做到腹部內收，腰背挺直，收小腹，臀部肌肉用力，全身的重量盡可能落在雙足的拇趾，使重力線正確地透過應走的線路。在整個行走過程中，脊柱不能偏向任何一邊，身體應保持中立姿勢，否則就易造成過度負擔。

正確的行走是一種自然、有節律的、看似輕鬆不費力的下肢運動。行走姿勢儘管很少有人在意，但對預防、治療坐骨神經痛具有重要意義。

（3）站立時

正確的站立姿勢應該是兩眼平視，下頷稍內收，胸部挺起，腰背平直，收小腹，小腿微收，兩腿直立，兩足距離約與肩同寬。這樣整個骨盆就會向前傾，使全身的重力均勻地從脊柱、骨盆傳向下肢，再由兩下肢傳至足。而此時，人體的重力線是透過腰椎或椎間盤後部，面不是透過關節突。此外，在站立時，雙下肢用力應自然，避免膝蓋部位發僵或過分用力牽拉坐骨神經。

在工作時應採取的較好站立姿勢是，腰關節微屈，臀大肌輕輕收縮，自然收縮腹肌。這一方式與標準站立姿勢相似，可使骨盆輕度後傾，腰椎輕度變直，減少腰薦椎的角度，增加脊柱的支撐力，使椎間盤等組織不受損或少受損傷。

對於需要長期站著工作的人員，如售貨員、美髮師、交通警察等，首先應該注意站立時的姿勢，儘量避免不良姿勢，以減少對腰椎關節的壓力。其次，就是在站立工作一段時間後，應該做一些腰部後伸、左右旋轉及下肢的踢腿、下蹲等運動。

（4）坐姿時

正確的坐姿應該上身挺直，收腹，下顎微收，兩下肢併攏。如果可能的話，在雙腳下墊一踏腳板或腳凳，使膝關節微微高於腰部，使腰背部更加平直而不易彎曲。這種坐姿由於腰薦部韌帶、肌肉等未受到過度的牽拉，所以能使腰椎乃至整個脊柱保持正直，而且身體所消耗的能量也較少。

▲你知道嗎？正確上樓姿勢應全足踏在臺階上，不要只踏半腳，膝關節應略屈，腹部向內收，臀部向裡收，上身正直。下樓時，上半身的姿勢和上樓時一樣，兩膝應微彎，足尖略向外側。

預防坐骨神經痛從飲食做起

從飲食方面而言，預防坐骨神經痛應注意以下幾點：

（1）適當控制飲食的量，適度搭配雜糧。嚴禁暴飲暴食，如果對飲食的量和質不能科學控制、搭配，那麼肥胖就不可避免。

（2）多食兩素，即維生素和纖維素。尤其是維生素 B 群，它是神經代謝非常重要的物質。維生素 C、維生素 D 等是人體不可缺少的營養物質，有些脂溶性維生素易引起缺乏，所以應適當吃些牛奶、糙米、粗麵、胡蘿蔔、新鮮蔬菜和水果來補充。適量吃些堅果，如核桃、銀杏、松子等，它們含豐富的神經代謝營養物質。

（3）少量飲酒。少量飲酒對本病有益，根據各人酒量不同，多者一次不宜超過五十毫升，因為酒量過多，對肝臟損害較重，降低人體免疫力，對疾病恢復有嚴重影響。

（4）戒菸。因菸中有害物質（尼古丁等）會使小血管收縮痙攣，減少血液供應。還有一種有害物質一氧化碳，能置換血液紅血球內的氧，使坐骨神經幹本來不充足的營養成分更加減少，可能使病變加重。

嗜菸會引起慢性支氣管炎，致使經常咳嗽、咳痰等。根性坐骨神經痛患者腰腿痛明顯，再因吸菸咳嗽，則更增加痛苦。臨床觀察發現，腰椎間盤突出症患者吸菸的比例較高，其症狀也往往較重。國外統計資料顯示，同樣是腰椎間盤突出症，使用相同方法治療，吸菸者恢復情況不如不吸菸者。另外，吸菸還是骨質疏鬆症的發病因素，所以預防坐骨神經痛，切不可忽視的就是要戒菸。

▲你知道嗎？就治療坐骨神經痛的本質而言，主要是治療引起坐骨神經痛的原發病，如因腰椎間盤突出引起的坐骨神經痛則必須先治本，只要腰椎間盤突出症被治癒，坐骨神經痛的問題就會迎刃而解。

椅上健美操對付坐骨神經痛

在辦公室長期坐著工作的人，易產生腰背痠痛，下肢腫脹、坐骨神經痛等辦公室「座椅病」。為此，一些專家根據此病編排了椅上健美操，可在十分鐘內消除疲勞。

（1）坐在椅子上，伸直身體，做一次深呼吸，緊腰收腹，保持姿勢二至三秒，重複四至八次。

（2）坐在椅子上，伸直身體，兩肩向後用力使背肌收緊，兩肩、胛骨靠攏，保持姿勢四至六秒，重複四至八次。

（3）坐在椅子上，兩手撐住椅面，用力支撐，盡量把自己身體抬起。保持姿勢三至四秒，重複四至八次。

（4）坐在椅子上，身體緊縮收腹，雙手用力支撐，收緊臀大肌，並使臀部從椅子上微微抬起。保持姿勢四至六秒，重複四至八次。

（5）坐在椅子上，雙手叉腰，兩腳踩地，左右轉動腰部至最大幅度，重複八至十二次。

（6）坐在椅子上，雙腿輪流屈膝向上提起，雙臂屈肘於體側，交替前後擺動，模仿跑步動作，重複三十次。

（7）坐在椅子上，伸直身體，兩腳踩在地上，腳跟盡量提起，持續六秒，重複八至十二次。

▲你知道嗎？引起坐骨神經痛的原因很多，正確的診斷相當重要。精確的物理學及影像檢查，可提供足夠的診斷依據。急性期可使用消炎止痛藥、電療、腰椎牽引，配合護腰帶可減輕症狀。

坐骨神經痛患者臥床休息須知

坐骨神經痛患者在臥床休息期間，要注意以下幾點：

（1）症狀較嚴重的患者，臥床休息時間要充足，床鋪最好為硬板床，被子厚薄適中，床的高度依患者坐起時雙腳可著地為宜。

（2）臥床休息期間，可鼓勵患者自行下床大小便，可用拐杖或他人挽扶，以減輕疼痛。大便時，最好用坐式便盆或有支撐物的，以避免過度下蹲及時間太久。

（3）患者仰臥姿勢時，髖、膝關節應保持一定的屈曲位。這樣不僅可以使腰椎前凸變平，而且可避免下肢肌肉的牽拉，既能解除下肢肌肉緊張，又有利於患者耐受。

（4）患者在臥床牽引時，要注意床鋪的清潔、平整與舒適，千萬不可有硬物放在床位下，避免發生褥瘡等。在治療時，要注意皮膚局部的清潔、衛生和舒適。

（5）臥床休息並不是絕對的臥而不動，否則，對血液循環、運動系統會產生不良影響。坐骨神經痛患者初期可在床上進行醫療體操運動，對下床後的恢復有幫助。如最簡單易行的是「膝胸」運動，即屈曲雙側膝關節抵於胸部，動作要求輕柔、迅速而有節奏，運動量逐漸增加，不可用力過猛，以運動中和運動後都不產生疼痛感為宜。

▲你知道嗎？中國醫學認為，坐骨神經痛多由風寒濕邪侵襲，以致經脈受阻，造成氣血瘀滯而引起，「不通則痛」。國內、外目前對該病的治療尚無公認的、有效的專門藥物和特效的方法。

▌心臟

心臟位於胸腔內，約三分之一在右側，三分之二在左側。心臟約比本人的拳頭稍大，呈圓錐形。心臟是一個強壯的、不知疲倦、努力工作的強力幫浦。心臟之於身體，如同引擎之於汽車。

心臟的功能

心臟的主要功能是推動血液流動，向器官、組織提供充足的血流量，以供應氧和各種營養物質，並帶走代謝的最終產物（如二氧化碳、尿素和尿酸等），使細胞維持正常的代謝和功能。

體內各種內分泌的激素和其他一些體液，也要透過血液循環將它們運送到靶細胞，實現人體的體液調節，維持人體內環境的相對恆定。此外，血液防衛機能的實現，以及體溫相對恆定的調節，也都要依賴血液在血管內不斷循環流動，而血液的循環是由於心臟「幫浦」的作用實現的。

成年人的心臟重約三百克，它的作用是巨大的，例如一個人在安靜狀態下，心臟每分鐘約跳七十次，每次輸血七十毫升，則每分鐘約輸送五公升血，如此推算一個人的心臟一生輸血所作的功，大約相當於將三萬公斤重的物體向上舉到喜馬拉雅山頂峰所作的功。

如果依照一個人心臟平均每分鐘跳七十次、壽命七十歲計算的話，一個人的一生中，心臟就要跳動近二十六億次。

心臟病的預防

心臟病嚴重危害人們的健康，為此專家為我們提供了以下預防心臟病的方法。

（1）減肥

肥胖者罹患心臟病的比例遠遠高於正常體重的人，特別是「蘋果形」身材（腰臀肥胖）的人更危險。肥胖者若想使心臟狀況有較大的改善，減肥是較好的方法之一。

（2）多運動

每天適度運動三十分鐘，可使患心臟病的機率減少三〇％，快走的效果最好。

（3）戒菸

吸菸者罹患心臟病的比例是不吸菸者的二倍。研究發現，戒菸二至三年後，罹患心臟病的風險就會降至與不吸菸者一樣的水準。

（4）注意飲食

日常生活中堅持吃低脂肪食品，如瘦肉和低脂乳製品等。

（5）適量飲酒

一週喝三至九杯酒為適量，對心臟有好處。但要注意別貪杯，因為飲酒過度會引發心臟病。

（6）當心糖尿病

有糖尿病的人罹患心臟病的比例是其他人的四倍，因此預防心臟病必須當心糖尿病。

（7）控制情緒

脾氣暴躁，遇到突發事件無法控制自己，也容易誘發心臟病。

▲你知道嗎？心臟病是人類健康的頭號殺手。全世界三分之一的人死亡是因心臟病引起的，而中國每年有幾十萬人死於心臟病。

早期發現心臟病

俗話說，無病早防，防患於未然；有病早治，亡羊補牢未為晚。心臟的防病與治療關鍵是「早」。

那麼，如何在早期發現心臟病呢？那就是察「顏」觀色：心臟病除了常見的心悸、心前區疼痛等人們熟知的症狀外，常常還有一些體表徵兆。注意觀察這些先兆症狀，就能早期發現，早期治療。這些體表徵兆包括：

（1）呼吸

做了一些輕微活動時，或者處於安靜狀態時，出現呼吸短促現象，但不伴隨咳嗽、咳痰，這種情況很可能是左心功能不全的表現。

（2）臉色

如果臉色灰白而發紫、表情淡漠，這是心臟病晚期的病危面容。如果臉色呈暗紅色，這是風濕性心臟病、二尖瓣狹窄的特徵。如果呈蒼白色，則有可能是二尖瓣閉鎖不全的象徵。

（3）鼻子

如果鼻子硬梆梆的，這表示心臟脂肪累積太多。如果鼻子尖發腫，表明心臟脂肪可能也在腫大或心臟病變正在擴大。此外，紅鼻子也常預示心臟有病。

（4）皮膚

慢性心臟衰竭、晚期肺源性心臟病患者的皮膚會呈深褐色或暗紫色，這與人體組織長期缺氧，腎上腺皮質功能下降有關。皮膚黏膜和肢端呈青紫色，說明心臟缺氧，血液中的還原血蛋白增多。

（5）耳朵

心臟病人在早期都有不同程度的耳鳴表現，這是因為內耳的微細血管動力異常，病症尚未引起全身反應時，內耳就得到了先兆信號。如果你的耳垂出現一條連貫的皺褶，極有可能是冠狀動脈硬化所致。

（6）頭頸

如果由鎖骨上延伸到耳垂方向凸起一條表筋，如小指粗，很可能是右心功能不全。

（7）肩膀

天氣很好，左肩、左手臂內側卻有陣陣痠痛，這有可能是冠心病。

（8）手腳

手指末端或趾端明顯粗大，並且甲面凸起如鼓槌狀，常見於慢性肺源性心臟病或發紺性先天性心臟病患者。

（9）下肢

中老年人下肢水腫，往往是心臟功能不全導致靜脈血回流受阻的表現。此外，如果時常心悸、氣喘，只有蹲著才得以緩解，這是心臟病的特有表現。

▲你知道嗎？研究發現，每天至少喝五杯白開水的女性，其心臟病的死亡率比每天最多僅喝二杯水的女性要低四一％。水對男性心臟的保護作用比女性更大。每天喝大量水的男性，其心臟病死亡率比其他人要低五四％。

六種有益心臟的食物

以下是營養學界公認的六種有益心臟食物：

（1）黃豆

黃豆含多種人體必需的胺基酸，且多為不飽和脂肪酸，可促進體內脂肪及膽固醇代謝。尤其含有抗氧化物質、蛋白質纖維和單糖，是良好的蛋白質來源。且黃豆與米有互補作用，正好形成完整的蛋白質來源。

（2）黑芝麻

黑芝麻含有強力抗氧化成分，不僅可延緩衰老，使頭髮烏黑，還能讓血管變得更有彈性。黑芝麻中的不飽和脂肪酸和卵磷脂，可以維持血管彈性，預防動脈粥樣硬化，是優質的脂肪來源。鐵質及維生素含量豐富的黑芝麻，也是中醫認為可以補血及滋補五臟的食品。經常食用還可以達到預防便祕的功效。

（3）杏仁

杏仁是含有豐富油脂的堅果，花生、杏仁等，在美國被視為每日必須食用、有益心血管的食物之一。堅果中含對心臟有益的必需胺基酸和不飽和脂肪酸。即使每週只吃一次堅果，也能減少四分之一罹患心血管疾病的風險。其中特別推薦杏仁。杏仁不但富含蛋白質，還有維生素 E 和精胺酸，其功能是打通血管，防止血小板凝結，降低心臟病風險。但杏仁熱量高，在吃的同時，最好減少其他油脂的攝取。

（4）木耳

木耳的高纖成分，可以刺激腸蠕動，幫助排便，加速膽固醇排出體外。此外，黑木耳中含抗血小板凝結物質，對動脈硬化、冠心病及阻塞性中風有不錯的保健效果。但因木耳具有軟便作用，因此容易腹瀉者不宜食用。特別提醒木耳前端蒂頭堅硬的部分應該摘掉丟棄，因為，食用木耳蒂頭部分會造成三酸甘油酯升高。

（5）海帶

海帶可以防止血栓和血液黏性增加，預防動脈硬化。而且，海帶屬於可溶性纖維，比一般蔬菜纖維更容易被大腸分解吸收利用，可以加速有害物質如膽固醇排出體外。

（6）菠菜

菠菜富含葉酸，葉酸對於心血管疾病有預防作用。而且葉酸和維生素B12 比維生素 E、大蒜和其他營養補充劑更能有效預防心臟病。服用葉酸可以降低二五％罹患心臟病的風險。比外，菠菜中的鐵類及微量元素，可以達到補血作用。

▲你知道嗎？研究發現，日常飲食中富含膳食纖維的人，心臟病的發病率比其他人要低一二％，血管疾病的發病率也下降一一％。水溶性纖維對心臟的保護作用更明顯，能把心臟病的發病風險降低一五％。

自我判斷心絞痛

臨床發現，對許多冠心病患者的早期症狀之一心絞痛，患者是可以自己判斷的。典型的心絞痛有如下特點：

（1）位置

在胸骨下三分之一處，即胸廓正中線與左側乳頭之間疼痛。

（2）範圍

疼痛的範圍往往是一片，患者通常用一個握緊的拳頭放在胸部中間或稍偏左側來表示疼痛範圍。

（3）輻射

疼痛常常不侷限於胸部，還常輻射至頸部、前方喉頭等處，並感覺到脖子像被人勒住了。疼痛有時還向左上肢、後背輻射，向左肩、左手內側的三個指頭以及腿部輻射。

(4) 起始

心絞痛常常是慢慢開始，起初隱痛較輕，數分鐘後可達高潮。

(5) 持續

持續三至四分鐘，最長十五分鐘。

(6) 誘因

可因情緒激動或勞累而誘發。

(7) 緩解

因體力活動所誘發的心絞痛，在停止活動後數秒鐘內即可消失。

(8) 姿勢的影響

發作時不宜平躺，平躺時下肢血流回心血量增多，心臟負擔加重，而使心絞痛加劇。患者宜半臥姿勢休息。

(9) 進食的影響

飽餐常會誘發心絞痛，而且往往在進食後三十分鐘內發生。喝冷水、醉酒、吸菸時疼痛也會加重。

心絞痛多數情況下不是真痛，而是一種重壓感、鉗夾感和灼熱塞悶感，好像心胸頓時變得很狹窄，無法擴展開來，因此又稱「狹心症」。

心臟衰竭的自我診斷

心臟衰竭是指由於某些原因，使心肌收縮力明顯減弱，心排血量在短期內急遽降低，引起循環障礙，而產生動脈系統供血不足和靜脈系統瘀血。心臟衰竭多發生於老年人之中，其症狀主要有以下幾點：

(1) 勞動或上樓梯時，發生呼吸困難。

(2) 睡眠時突然呼吸困難，坐起時又會好轉。

(3) 下肢浮腫，尿量減少。

（4）沒患感冒卻咳嗽、痰多、心慌、憋氣。

（5）失眠、疲乏、食慾減退。

（6）病情加重，四肢抽搐，呼吸暫停，紫紺，但發作後又馬上恢復正常。

（7）血壓下降，心跳加快，面色蒼白，皮膚濕冷，煩躁不安。

（8）呼吸極度困難，有窒息感，咳嗽、咳出大量粉紅色泡沫樣痰。

▲你知道嗎？研究發現，那些平均每週喝茶超過十四杯的心臟病患者，其在心臟病發作後約四年內死亡的風險，比不喝茶的患者要低四十四％。

運動對心臟康復有益

運動不但可預防冠心病的發生，也可減輕冠心病危險因素，包括高血壓、高血脂及肥胖。對心血管疾病患者來說，體力活動是心臟康復的重要組成部分。

現代很多人是靜坐的生活方式，缺乏體育活動，使人發胖，內臟脂肪增加，血脂增高，易患高血壓、糖尿病及心腦血管疾病。因為人體幾乎所有組織都能合成膽固醇，膽固醇三分之二由體內合成，三分之一為飲食攝入。如果攝取糖和脂肪過多，不僅合成脂肪儲存體內，也使膽固醇合成增加。有規律的體力活動，能增加體內糖及脂肪的消耗，減少膽固醇的合成，並增加胰島素的敏感性，改善糖代謝，減少糖尿病的發生。

一些促血栓形成的因素，如血液黏稠度、纖維蛋白原及血小板聚集增高、纖維蛋白溶解低，會引發嚴重後果。規律的運動可減少這些促血栓形成因素，預防心腦血管疾病的發生。

運動增加肌肉強度和關節活動度，對人體平衡、協調能力及反應靈敏性有積極作用。在醫生指導下，體育活動可提高冠心病人的活動耐受力和健康水準。但體育運動應重視安全，有多項心血管危害因素的中老年人，應由醫生做出評估，採用適當的運動形式和運動量。有高血脂的冠心病患者，應降脂治療後開始鍛鍊，從小運動量開始逐漸增加，避免突然增加運動量而帶來不良後果。

▲你知道嗎？一般情況下，成年女性的心臟體積要比成年男性約小二○％。

按摩胸部保護心臟

經常按摩胸部能形成保護心臟、促進呼吸通暢的作用。下面便是幾種有利於心臟健康的胸部按摩方法：

（1）兩乳中點叫「膻中」，是氣體匯聚的穴位，經常按摩可以使氣血暢通。

（2）「乳根」、「乳旁」位於乳房右側下邊一橫指距離的部位，經常按摩可以宣通肺氣。

但專家提醒，胸部按摩應該在早晨吃完早餐後進行，不主張空腹按摩。而且，腫瘤、結核、出血症患者要慎重對待，特別是有乳癌的患者，切記不要按摩。

專家推薦了幾個簡單的胸部按摩方法：

（1）四指併攏，用手指在胸部左側心前區，順時針按摩一百次，最適合有心絞痛病史、冠心病、心肌缺血、心肌梗塞病史的患者。

（2）手指併攏，雙手在肋骨方向來回搓摸八十次，對咳嗽、哮喘、支氣管炎患者有較好的療效。

（3）四指併攏，用指頭在乳周圍順時針旋轉按摩，通常不要超過十分鐘，可發揮預防乳癌的作用。

▲你知道嗎？專家指出，樂觀對心臟有益。樂觀精神有助於緩解動脈硬化的過程，開懷大笑似乎也是治療心血管疾病的靈丹妙藥。

▌血管

血管是血液流動的管道，分為動脈、靜脈和微血管。動脈和靜脈是輸送血液的管道，而微血管則是血液與組織進行物質交換的場所。

測測動脈血管「年齡」

有關專家制定了一種測量動脈血管「年齡」的簡便方法，讓你在短時間內就可大致瞭解自身動脈血管的情況。可測定動脈血管「年齡」的十三種現象如下：

(1) 情緒經常受到壓抑。

(2) 做任何事情都過於認真。

(3) 喜愛吃簡便食品、餅乾、點心或其他甜食。

(4) 偏食肉類和油炸食品。

(5) 缺少體育鍛鍊和運動。

(6) 每天吸菸支數乘以年齡超過四百。

(7) 爬樓梯時感到胸痛、胸悶或氣急。

(8) 有時手足發涼、麻痺、疼痛。

(9) 注意力不容易集中，常常健忘。

(10) 患有高血壓等病。

(11) 血脂、膽固醇或血糖值偏高。

(12) 親屬中有人死於腦猝死或其他心血管疾病。

(13) 出現其他一些血管老化的現象，如皮膚出現皺紋、腿腳不靈活、四肢麻木、反應遲鈍等。

以上項目符合越多者，血管「年齡」越高，其中符合項目在一至四項者，血管「年齡」尚屬正常範圍；符合五至七項者，血管「年齡」比生理年齡大十歲；符合八至十三項者，血管「年齡」比生理年齡大二十歲。

專家指出，動脈血管「年齡」高出生理年齡十歲以上者，患糖尿病、心臟病、猝死和其他動脈阻塞性疾病的可能性較大。

黑巧克力對血管保養有益

一項研究顯示，吃黑巧克力可以改善血液流通，促進血管擴張，進而防止潛在的、破壞性的血栓形成。

雅典醫學院的研究人員發現，吃一百克黑巧克力就可改善健康年輕人的血管功能，其效果可持續至少三小時。黑巧克力之所以能保護心臟，是因為它含有大量的被稱為類黃酮的抗氧化劑。

而該項研究又揭示了類黃酮化合物是如何發生作用的：保護血管不受不穩定氧化物自由基的損害。

共有十七名志願者參加了這項研究，其中一部分人吃一百克的黑巧克力，另外一些人則吃非巧克力的替代食品。過兩天兩組人交換。研究結果顯示，吃黑巧克力的一組人血管內皮功能得到了改善，而不吃黑巧克力的那一組卻沒有改善。血管內皮是指覆蓋在血管內壁上的一層薄膜。

一個由義大利和英國科學家組成的研究小組發現，普通的純巧克力可使血液中抗氧化劑的含量增加近二〇％，但由於牛奶可能會影響吸收過程，所以牛奶巧克力無法產生同樣的效果。

▲你知道嗎？人體血管遍布全身，總計長度達十幾萬公里，可以繞地球四圈。

調理膳食保護心血管

膳食與心血管疾病的形成與發展有密切關係。傳染病是病從口入，心血管疾病也可以說是病從口入。研究發現，膳食平衡代謝失調是動脈粥樣硬化的主要根源。從幼年時開始，就要養成良好的膳食習慣，要吃飽、吃好、吃得科學，切不可飲食無度，當然也不必機械地執行清規戒律。

食量因年齡和勞動強度不同而有所差異，總熱量大體上有個合理的分配，通常按熱量計算（不是按重量）：脂肪二五％左右，蛋白質二〇％左右，碳水化合物五五％左右。脂肪過多會出現肥胖，動脈易粥樣硬化。

每日三餐均衡，不可一餐過飽，一餐不足，早餐不可不吃，晚餐不可過飽。那麼吃什麼呢？主食米、麵之外，適當搭配雜糧及豆類。瘦肉，每日二百至三百克，不吃或少吃肥肉，少吃動物內臟，但也不要絕對化，不時吃點肝是有益的。牛奶不限，正常人雞蛋一天吃一個沒問題。做菜用植物油，少用動物油。蔬菜水果經常吃，多吃有益，番茄可以天天吃，但不要加糖太多。豆製品應經常吃，花生米、核桃仁等也可常吃。

此外，減鹽、控酒、少喝含糖多的飲料，白開水和茶水最好。

▲你知道嗎？動脈血管是血液流出心臟的通道，其管壁厚、肌肉多、富有彈性，能夠承受高壓，並隨著心臟的跳動一張一縮，如果破裂，血液會噴射出來。

心血管保養六法

以下是保養心血管的六種好方法：

（1）心理平衡

強化心理優點，克服心理弱點，保持精神愉快，心情舒暢。緊張、焦急、憂鬱、煩惱、生氣等均會引起心動異常、心律不整、血壓升高，甚至心前區疼痛等。

（2）勞逸適度

用腦過度、過度緊張，易引發血管收縮。血液淤滯，易引發血栓形成，因此應調節好勞逸平衡。

（3）少吃高脂、高膽固醇食物和油炸食品

這些食物含有大量飽和脂肪酸，易導致血脂增高、血液黏稠度增加，引發動脈硬化。

（4）少吃鹽

鈉離子在體內過多儲存，會使血管的壓力增加，血壓升高。

（5）戒菸限酒

三〇％的冠心病和心肌梗塞的發作主因是吸菸，吸菸使血管狹窄、硬化，心跳加快和心律不整。

（6）動靜平衡

運動可使心血管收縮舒張功能、自律神經系統及內分泌系統功能得以正常化。

▲你知道嗎？靜脈血管是血液進入心臟的通道，其管壁薄，壓力低，出血時的流量穩定。我們看到皮膚下的「青筋」就是靜脈，數量比動脈多。

心血管疾病的防治

心血管疾病的產生與肥胖有關。另外，吸菸、酗酒和不良的生活方式也是致病的重要因素。

專家提醒，不過度飲食，注意適當睡眠、適量運動是防治心血管疾病的有效良藥。

· 少吃鹽可以降血壓

食鹽攝取量會直接影響血壓。在日本，少鹽已是高血壓非藥物療法的代名詞。做個試驗，將每天的食鹽攝取量分為三克、六克和十二克，每四週改變一次攝取量，我們會發現，攝取量在十二克時血壓為一百六十三／一百；改為六克時收縮壓下降八個單位，舒張壓下降五個單位；到三克時則分別下降了十六和九個單位，達到近二倍的降壓效果。

· 有氧運動預防心臟病

有數據顯示，如果每週有四、五天堅持有氧運動（運動程度為呼吸氧量占最大吸氧量五〇％，輕微喘息），血壓能下降幾個毫米汞柱。一天消耗一百五十至三百大卡的運動量能有效降低缺血性心臟病的發病率。經常運動的人群中，高血壓發病率要比不大運動的人群少三〇％至五〇％，可見堅持運動對降低血壓的作用是功不可沒的。

· 節酒和戒菸預防冠心病

酒精進入體內後，血管擴張，血壓下降。這時的血壓下降是剛喝完酒時的暫時現象，如果每日飲酒成癖，就有導致高血壓的可能。

吸菸是心肌梗塞、腦中風等循環系統疾病的罪魁禍首。在歐美，高血壓、高膽固醇和吸菸被列為心臟病的三大元凶。對於吸菸的高血壓患者來說，戒菸的重要性要遠遠大於服用降血壓藥。

· 「三個三」防治高血壓

嚴格防治高血壓疾病及其併發的心腦血管疾病如心絞痛、心肌梗塞和中風等，對高血壓病人的健康特別重要。專家為此提出了健康處方「三個三」：

（1）「三個半分鐘」

夜間起床時，醒來睜開眼睛後，繼續平臥半分鐘；再在床上坐半分鐘；然後雙腿下垂床沿半分鐘，最後才下地活動。

在臨床上發現：腦血栓、腦溢血、心臟猝死等常發生在夜間。二十四小時動態心電圖監測顯示，許多病人的心臟跳動整天都很平穩，唯獨夜間裡有幾次大的波動，且大多數在病人夜間起床上廁所時，由於姿勢的突然變化，造成心腦血管供血不足，特別是老年人的神經調節慢，更容易發生危險，即使是普通人，也應注意避免因姿勢突然變化造成昏厥。

（2）「三個半小時」

早上走半小時；中午睡半小時；晚上散步半小時。

世界衛生組織曾在國際睡眠會議上強調了午睡的好處，但午睡時間不能過長。世界衛生組織認為：最好的運動是步行，特別提醒心腦血管疾病病人，步行運動要注意「三五七」。所謂「三」，是指每天要步行三千公尺以上，且保證三十分鐘，並堅持做到有恆、有度，過分激烈的運動對身體不利；「五」，是指一星期要運動五次以上；「七」，是指運動後心跳＋年齡＝一百七十。這樣中等量的運動能保持有氧代謝，運動量過大，心跳過快，會變成無氧代謝，不利於身體健康。

(3) 「三杯水」

晚上睡前飲一杯溫開水，半夜醒來飲一杯溫開水，早晨起床飲一杯溫開水。因為夜間血流緩慢，容易形成血栓，睡前飲一杯水可稀釋血液。半夜醒來也要飲一杯水補充水分。早晨起床飲一杯水，可以稀釋血液，防止血栓形成；另外，還可發揮通便的作用。

▲你知道嗎？心血管疾病是一種老年人多發的疾病，但近年逐漸發現年紀較輕的患者。這種情況與人們生活方式的改變有關，其他如兒童或年輕人肥胖人數的日益增加，亦降低了心血管疾病的發病年齡。

如何預防高血脂

高血脂是現代「富貴病」之一。隨著生活品質的提高，高蛋白、高脂飲食機會增多，加上運動量減少，血中的脂肪由於無法燃燒消耗而積聚，進而導致高血脂。

以下是預防高血脂的小知識：

(1) 肥胖者要控制飲食，控制攝取量，增加消耗，使體重逐漸恢復到標準體重。

(2) 飲食要以低脂、低膽固醇、適量蛋白質的食物為宜，少吃動物內臟及一些含膽固醇高的食物，少吃肥肉、奶油、雞蛋，增加家常食物，如瘦肉、魚，這樣可使人的血清膽固醇平均含量明顯降低。

(3) 多吃新鮮綠色蔬菜和水果及含碘豐富的食物（如海帶、紫菜等），可防止動脈硬化的發生。

(4) 多吃富含纖維素的蔬菜（或芹菜、韭菜等），少吃鹽和糖。

(5) 每餐飲食要適當，不宜暴飲暴食，忌菸、限酒。

(6) 積極治療原發病，如糖尿病、膽結石等。

(7) 體育鍛鍊對防治高脂血症有相當大的作用。

(8) 頑固而嚴重的高脂血症，可適當給予藥物治療，但要聽從醫囑。

▲你知道嗎？高血脂是導致心腦血管疾病的元凶，發病率高，中國約有九千萬人患有高血脂。高血脂非常危險，被稱之為「無聲的殺手」。

高血壓患者自我保健

高血壓病的自我保健包括：

（1）限鹽

國內外醫學研究發現，高血壓的發病率與鈉鹽的攝取量呈正比，與鉀和鈣的攝取量呈反比，即降低鈉鹽、增加鉀和鈣的攝取可降低血壓。目前主張每日每人鹽量攝取應控制在六克以下，鉀攝取量不低於三克，鈣攝取量不少於八百毫克。

（2）減肥

研究證實，肥胖者高血壓的患病率是正常人的二至六倍；流行病學也證實，體重的改變與血壓的變化呈正比，降低體重可減少罹患高血壓的危險性；同時減輕體重也可以減少降血壓藥物的用量。

（3）戒菸酒

吸菸、飲酒會干擾人體的正常生理功能，影響內分泌的調節，導致人體血壓持續升高，其中飲酒是讓血壓升高的危險因素。因此，高血壓患者及肥胖者應戒菸忌酒。

（4）運動

堅持運動或從事體力活動可以降低休息時的血壓，減少勞動時血壓和心跳上升的幅度，但要注意運動的科學性和安全性。運動方式以散步、騎自行車和慢跑較為適宜，運動量由運動強度、頻率和持續時間來決定，通常以不大於健康人運動量的七五％為宜。

（5）鬆弛療法

即透過調身、調心、調息等方式以達到體鬆、氣和、心靜的目的，發揮人體自我調節和自我控制的作用。具體可採取氣功、太極拳、靜養等方法。

（6）合理膳食

總原則是低糖、低脂、正常蛋白質、高纖維質。在減少食物中總脂肪量的同時，增加多種不飽和脂肪酸，少吃含膽固醇高的動物內臟，進食植物油，蛋白質的攝取以植物蛋白為主，多吃新鮮蔬菜、水果。

▲你知道嗎？高血壓指體循環動脈血壓增高，是一種常見的臨床症候群，可分為原發性高血壓和繼發性高血壓。前者是以動脈血壓升高，尤其是舒張壓持續升高為特點的全身性、慢性血管疾病。頭痛、頭暈、無力是較常見的一般症狀。

清理血管的好方法

專家為我們介紹了幾種清理血管的好方法：

最簡單而又有效的方法是準備亞麻種子。晚上用三分之一杯種子加入一公升水，燒開，放涼，浸泡，早上時把它過濾。剩下差不多八百五十毫升黏稠液體，五天喝完。早上空腹、晚飯前各喝三分之一杯。要達到良好效果需要喝十五天。三個月後再重複飲用。

還有一種清理血管的方法：取一公斤香芹根，一公斤帶根芹菜和二顆檸檬。所有食材用果汁機絞碎，加入一杯蜂蜜。混合之後放入冰箱，每天早晨空腹服用二至三勺。

四肢的微血管是血液循環在四肢的推動力，建議做下面簡單的運動來增強它：平躺在地板上，頭部枕個小圓柱體。然後向上舉起雙手和雙腳，腳掌與地面平行。以這種姿勢雙手雙腳同時開始顫動。這種保健操不需要很長時間：早上和晚上各做一至三分鐘即可。

▲你知道嗎？微血管是把營養物質和氧氣釋放給組織，同時蒐集組織進行代謝後所產生的廢物和二氧化碳的地方，其管壁厚度不到一微米。

動脈硬化的預防

動脈硬化是指動脈的非發炎性的增生性改變，導致管壁增厚和管腔縮小，主要包括三種類型：細小動脈硬化、中動脈鈣化、動脈粥樣硬化。本病的發生不僅與年齡、性別、遺傳因素有關，還與血壓、血脂、血糖及吸菸、活動情況有關。

（1）飲食

飲食的總熱量不宜過高，應避免進食過多富含膽固醇的食物，如牛（豬）腦、蛋黃、鰻魚、肝臟、墨魚等。為補充蛋白質可攝取低膽固醇食物，如豬（牛）瘦肉、雞（鴨）肉、蛋白、牛奶等。還應避免花生油和椰子油，因為它們均會促進動脈硬化的形成。

原有高膽固醇者每日進食膽固醇應少於三百毫克，對超重者宜減少每日總熱量，並限制醣類飲食，控制食量，提倡清淡飲食，多吃富含維生素的食物，如蔬菜、水果和富含蛋白質的食物如瘦肉、豆類及豆製品。

（2）體力活動

參加一定的體力活動對預防肥胖、鍛鍊循環系統的功能和調整血脂代謝均有益，是預防動脈硬化的一項積極措施。體力活動應根據原來的身體狀況、體力活動習慣和心臟功能狀態而定，以不過度增加心臟負擔和不引起不適感覺為原則。體育活動要循序漸進，不宜勉強做劇烈運動，老年人適合散步、做保健操、打太極拳等。

（3）合理安排生活

應注意勞逸結合，盡量避免情緒激動，生活要有規律，保持心情愉快。

（4）其他

提倡不吸菸，可飲少量酒精含量低的酒，能提高高密度脂蛋白，有助於防止動脈硬化。

▲你知道嗎？動脈硬化常見於四十歲以上的男性和停經期後的女性。老年人中動脈硬化的發病率幾乎占居首位。患者常伴有高膽固醇血症、高血壓、糖尿病及吸菸習慣和腦力活動較多。

血液

所有人，無論其膚色、種族、信仰如何，他們的生命力都流淌在他們的動脈和靜脈之中。這是一種紅色的液體，它能提示人體健康與否的訊息。組成血液的各種成分構成了人體高度發達的防禦和循環系統，維持並護衛著我們的生命。

血液的功能

專家指出，血液主要具有如下功能：

（1）循環功能

人體所需的各種營養物質和人體在代謝過程中所產生的各種廢物，都是依靠血液的流動來循環的。

（2）調節功能

人體要維持內外環境的穩定性，保持正常的興奮性反應，以及維持體溫的恆定，除了中樞神經系統的作用外，都要透過血液的傳遞來調節。

（3）防禦功能

血液中的某種成分能發揮吞噬、消化、殺滅入侵人體的病菌及消除毒素的作用，此外還有清除體內壞死組織的作用。

（4）維持酸鹼平衡和滲透壓的功能

透過血液的循環流動來緩衝調節人體組織細胞內的酸鹼平衡和適度的離子濃度，同時保持適度的滲透壓。

▲你知道嗎？人體內的血液量大約是體重的七％至八％，如體重六十公斤，則血液量約四千二百至四千八百毫升。

如何防止血液變酸

人的血液中既有鹼性成分，又有酸性成分，正常情況下兩類成分處於相對平衡而略偏鹼性的狀態。在這種狀態下，人體各項生理活動正常進行，身心健康。

如果食物結構不合理，食用過多酸性食物，將使血液中酸性成分增加，招致輕微酸中毒，形成「酸性體質」，從而成為多種疾病的「溫床」。據研究表明，七〇％疾病發生在「酸性體質」的人身上，諸如風濕性關節炎、低血壓、腹瀉、水腫、偏頭痛、牙齦炎等，故血液變「酸」是又一個致病的隱患。

那麼，什麼是酸性食物呢？這裡須先明白一個概念，食物的酸性或鹼性不是根據其味道的酸甜而定，而是根據食物進入體內後最終代謝產物的性質來區分的。

例如，各種肉食、蛋類、稻米、麵粉等在體內的最終代謝產物為帶陰離子的酸根，味道雖不酸，但屬於酸性食物，特點是含硫、磷、氯等非金屬離子多。蔬菜、水果、牛奶等則相反，雖然其中不少品種味道是酸的，但在體內的代謝產物為帶陽離子的鹼根，其特點是含鉀、鈣、鎂等金屬元素多，故屬於鹼性食物，可中和血液中過多的酸性成分。由此可見，為防止血液變酸，有效的辦法是適當控制葷食的攝取，增加蔬菜、水果的進食量。

▲你知道嗎？造血所需的主要原料有蛋白質、碳水化合物、鐵、銅、葉酸、維生素 C 和維生素 B12 以及多種微量元素和激素等。因此，飲食應力求廣泛多樣，這樣可保證攝取造血需要的營養原料。

怎樣使血液不受汙染

專家提醒，保護血液就是保護生命與健康。要使自己的血液不受汙染、阻塞、瘀積，必須重視保護血液。那麼，如何保護好自己的血液不受汙染呢？

（1）避免化學毒物

在工業企業中損害血液之物是多種化學毒物。如引起變性血紅素血症的毒物有：苯的氨基、硝基化合物等；引起溶血性貧血的毒物有：砷化氫、苯

胺、硝基苯等，其中尤以砷化氫最為嚴重；影響造血功能障礙的毒物有：苯、抗腫瘤藥物、放射性物質等。放射性物質既會抑制骨髓造血功能，又會引起粒細胞減少。

（2）慎用某些藥物

有些治療藥物對血液損害不可忽視，如氯黴素成人劑量每日超過五十毫克／公斤，在血液內的濃度超過二十五微克／毫升時。一至二週後，幾乎都會阻礙紅血球的成熟。其次是磺胺類、治療癌症的環磷醯胺等。這些藥物如使用不慎，也會引起造血功能或粒細胞發生障礙。

（3）禁菸、少量飲酒

據測試表明，正常人血液中的一氧化碳血紅素只有〇‧五％至〇‧七％，而吸菸者血液中一氧化碳血紅素含量可達一〇％至一五％，同時煙霧中的一氧化碳會與血液中的血紅素相結合，使紅血球喪失運氧能力。吸菸還會使億萬個紅血球無法得到及時修補，使各部位器官受損，造成白血球數減少。此外，酒會擴張血管，加快血液循環，但長期大量飲烈酒，會造成酒精中毒。因此，凡患有心、腎、腦、肝等功能疾病的人不要飲酒，尤其是烈酒。

（4）治療寄生蟲病

有些寄生蟲對血液的損害不容忽視，如鉤蟲既會吸血，又會分泌毒素，使出血部位凝血困難，造成慢性失血而引起貧血；條蟲在腸內奪取或妨礙造血因子結合而引起貧血；血吸蟲可造成肝、脾嚴重損害，也會造成貧血。因此，患有寄生蟲病的人，要積極治療。

（5）講究飲食營養

飲食要提供足夠的造血原料，使血液中紅血球和血紅素含量保持正常。紅血球發育需要鐵、銅、維生素、葉酸等，缺乏其中任何一種造血要素都會引起貧血，所以在飲食上要經常吃含鐵、蛋白質、葉酸、維生素豐富的食物，如蛋類、牛奶、魚、豆類及豆製品、蔬菜等。

為了保持血液清潔，應吃含不飽和脂肪酸多的植物油，如花生油、芝麻油、大豆油等，可改善血管內膽固醇的分布，使血漿膽固醇向血管外組織轉移，並能減少血小板的黏連性，同時又具有抗凝血作用。據實驗顯示，經常吃富含纖維素的食物，可以降低血中膽固醇的含量。每天飲用適量開水，特別是清晨飲一杯開水，有清潔血液、促進代謝、排除毒素的作用。

（6）適量運動

運動能改變血液中化學成分，有利於防止動脈血管硬化，保護血液、維護心血管系統的健康。應經常參加以耐力性為主的運動項目，如跑步、球類、登山等。

▲你知道嗎？每立方公分血液中有四百至五百萬個紅血球，四千至一萬一千個白血球，十五至四十萬個血小板。一般情況下，紅血球能夠存活一百二十天，而白血球只能夠存活三至九天。

如何防止血液過「黏」

人的血液在血管中循環流動，血液過於黏稠，血流速度必然減慢，嚴重時會影響人體重要器官的血液供應，引發心臟病和中風。因此，必須防止血液過「黏」。

· 水是血液黏稠的即刻因素

眾所周知，水是人體中的重要物質，流動著的血液，九〇％以上由水組成。大量出汗、服用利尿劑、腹瀉等引起的身體脫水，都會使血容量減少，此時血液中的有形成分（紅血球等）相對增多，血液黏稠度自然增加。一旦飲水充足，體內水分得到補充，黏稠的血液便立刻被稀釋。合理的飲水可使血液立刻變稀。

飲水首先要掌握時機。早晨起床後、三餐前（飯前一小時）和就寢前，最好飲水二百毫升。

還應飲用稀釋效果好的水。鹽水會促進細胞脫水，不足取；冷水會刺激胃腸血管收縮，有礙水吸收進入血液，不宜飲；純淨水，因為太純，其低滲

透壓會使水很快進入細胞內，對稀釋血液也不理想。理想的稀釋水是二十度°C至二十五度°C的白開水或淡茶水，其張力、密度等都接近血液和組織細胞。

· 多吃具有稀釋血液功能的食物

醫學家推薦以下具有血液稀釋功能的食物：抑制血小板聚集、防止血栓形成的有黑木耳、洋蔥、甜椒、香菇及草莓、鳳梨、檸檬等；具有類似阿斯匹靈抗凝血作用的食物有番茄、紅葡萄、橘子、生薑；具降脂作用的有香芹、胡蘿蔔、蒟蒻、山楂、紫菜、海帶、玉米、芝麻等。

血液過於黏稠的人，日常飲食宜清淡，少吃高脂肪、高糖飲食，多吃些魚類、新鮮蔬菜和瓜果、豆類及豆製品。

▲你知道嗎？血液中四○％至五○％是運送氧氣的紅血球，其餘的五○％至六○％是血漿和一小部分起防衛作用的白血球以及凝血因子和血小板。

對血液有益的八種食物

（1）蘋果

蘋果含有豐富的鉀，可排除體內多餘的鈉鹽，有助於維持滿意的血壓。

（2）魚

魚是一種高蛋白、低脂肪食品，含人體必需的多種不飽和脂肪酸，具有抑制血小板凝聚和降低膽固醇的作用，並可健腦益智。

（3）玉米

玉米含豐富的鈣、磷、硒和卵磷脂、維生素 E 等，具有降低血清膽固醇的作用。

（4）燕麥

燕麥含極豐富的亞麻油酸和豐富的皂素，可降低血清膽固醇、三酸甘油酯和低密度脂蛋白，防止動脈粥樣硬化。

（5）蔥蒜

洋蔥含前列腺素，有舒張血管、降低血壓功能，還可預防動脈粥樣硬化。大蒜所含大蒜精油具有降脂功效，大蒜中含硫化合物的混合物可減少血中膽固醇和阻止血栓形成，有助於增加高密度脂蛋白，保護心臟動脈。

（6）菊花

菊花有降低血脂的功能和較平穩的降血壓作用，在綠茶中摻雜一點菊花對心血管有很好的保健作用。

（7）茶

茶可降低血脂和膽固醇水準，增強微血管壁的韌性，抑制動脈粥樣硬化。

（8）牛奶

含較多的鈣質，能抑制人體膽固醇合成酶的活性，也可減少人體對膽固醇的吸收。

▲你知道嗎？捐血時抽取二百至四百毫升血液，僅占人體血液總量的五％至一〇％，血液自身具有旺盛的代償能力，間隔半年以上的捐血不僅絕對無損健康，相反地還可以增進血細胞的新陳代謝，預防心腦血管疾病，降低血脂、預防心臟病，提高造血功能。

貧血者的表現及療法

人們往往認為，貧血就是體內「血少」，其實，這樣理解是不正確的，醫學上的貧血是指血液中紅血球的數量減少和血紅素濃度低，使血液變稀變淡。貧血是一種症狀，許多疾病都可能伴有貧血。

貧血的人通常有以下五類表現：

（1）疲倦眩暈、精神萎靡、四肢無力，這些是最常見，也是最早出現的症狀。

（2）皮膚、指（趾）甲床、口唇與口腔黏膜和眼結膜顏色蒼白，是貧血最突出的病徵。

（3）皮膚乾燥，毛髮缺少光澤，常見於較嚴重的慢性貧血患者。

（4）一般貧血患者眼底沒有明顯的改變，貧血嚴重者眼底蒼白最為常見。

（5）貧血嚴重者常伴有低熱，體溫大約在三十七點二度℃至三十八點二度℃。

貧血的療法多元，最重要的是尋找到貧血的原因。以下是治療貧血的飲食療法：

貧血患者的飲食調養原則主要是提供足夠的造血原料，逐漸使血液中的紅血球和血紅素恢復正常。與紅血球、血紅素的製造和紅血球的生長發育密切相關的物質，主要有蛋白質、鐵、維生素 B12、葉酸和少量的銅。

· 要多食用含鐵質豐富的食物

應多食用含鐵質豐富的食物，如動物內臟、蛋黃、瘦肉和豆類等均含有較豐富的鐵質；蔬菜中的芹菜、新鮮豇豆、菠菜、薺菜、芋頭、豆芽菜等含鐵量較多；水果中的山楂、杏、桃、葡萄、紅棗、龍眼等含鐵量也高；黑木耳、紫菜、海帶、蘑菇、白木耳等含鐵量尤為豐富。

· 供給充足的維生素 B12 和葉酸

這兩種物質都是紅血球發育中不可缺乏的物質。動物性蛋白質如肝、腎、瘦肉等均含有豐富的維生素 B12；葉酸則多存在於深綠色蔬菜與茶中，平時只要注意多吃動物蛋白質和深綠色蔬菜，適當喝茶，就可以提供身體所需要的維生素 B12 和葉酸。

· 供給足量的蛋白質和各種維生素

患有貧血的人，在飲食中應多吃些生理價值高的蛋白質食物，如牛奶、蛋黃、瘦肉、魚蝦、豆類及豆製品等。同時，還要多吃些蔬菜、水果等，以使身體攝入充足的蛋白質和各種維生素。

此外，貧血患者往往由於缺乏胃酸而影響鐵質在胃中的消化和吸收。因此，要注意為胃提供酸性環境，如多吃些優酪乳、酸菜和醋等。

▲你知道嗎？一般來說，中國正常成年男子每立方毫升血液平均約含紅血球五百萬個，女子較少，約為四百二十萬個，男子每一百毫升血液中含血紅素十二至十五克，女子為十一至十四克。低於上述標準，即可視為貧血。

白血病的早期症狀

隨著醫學的發展，如今白血病的總體治療有效率已達七〇％以上。出現以下異常時應及時到醫院就診，它們可能就是白血病的蛛絲馬跡。

（1）貧血

貧血常常為白血病的首發症狀，主要表現為臉色蒼白，自覺虛弱乏力、多汗。不論在活動或是休息時，都覺得氣促、心跳加快。隨著時間的推移，症狀會越來越嚴重。貧血越重往往表示白血病越嚴重，但須排除因其他原因，如痔瘡、消化道出血、月經量過多等失血所引起的貧血，偏食等原因也會引起營養缺乏性貧血。

（2）發燒

半數以上的患者以發燒為早期表現，可為三十八度℃以下的低熱，或三十九度℃甚至四十度℃以上的高熱。多數為反覆不規則的發燒。發燒時往往有鼻塞、流鼻涕、咳嗽、咳痰等呼吸道感染的症狀，或頻尿、尿急等尿道感染症狀，常造成誤診。此時須注意，最好不要隨意用退燒藥，如安乃近、百服寧等，以免掩蓋了原來病情。

（3）原因不明的無痛性腫大

其一，大部分白血病患者有淺表淋巴結的腫大，以頜下、頸部、鎖骨上、腋下及腹股溝處多見，往往沒有明顯疼痛。其二，一側睪丸無痛性腫大。其三，部分患者感到右上腹肝區、左上腹脾區不適和疼痛，體檢可發現肝脾腫大。胸骨下端有明顯的壓痛，這是大量白血病細胞浸潤骨髓的表現。

（4）出血

白血病以出血為早期表現的患者有近四〇％，出血可發生在全身各個部位，常見於皮膚不明原因的瘀斑，口腔、鼻腔、牙齦出血、月經過多等。視

物模糊往往表示患者有眼底出血，劇烈的頭痛伴噁心、嘔吐往往表示患者有顱內出血。所以，出現上述情況時應及時去醫院就診。

（5）頭痛、半身不遂等

頭痛、噁心、嘔吐、半身不遂、意識喪失等神經系統症狀是白血病對腦細胞和腦膜侵襲的緣故。

▲你知道嗎？白血病，又叫血癌。人們患有白血病，特別是患有急性白血病時，胸骨後痛成為重要的病徵之一。

預防愛滋病的十項基本知識

向全社會宣傳預防愛滋病的科普知識，是中國預防和控制愛滋病傳播與流行的重要措施之一。為了向大眾提供重要而準確的知識訊息，中國衛生部編行了《預防愛滋病宣傳教育知識要點》，其中重點介紹了預防和控制愛滋病的十項基本知識。

（1）愛滋病是一種致死率極高的嚴重傳染病，目前還沒有治癒的藥物和方法，但可以預防。

（2）愛滋病主要透過性接觸、血液和母嬰三種途徑傳播。

（3）與愛滋病病人和愛滋病病毒感染者的日常生活和工作接觸不會感染愛滋病。

（4）潔身自愛、遵守性道德是預防經性途徑傳染愛滋病的基本措施。

（5）正確使用保險套不僅能避孕，還能減少感染愛滋病、性病的危險。

（6）及早治療並治癒性病可減少感染愛滋病的危險。

（7）共用針筒吸毒是傳播愛滋病的重要途徑，因此要拒絕毒品，珍愛生命。

（8）避免不必要的輸血和注射，避免使用未經愛滋病病毒抗體檢測的血液和血液製品。

（9）關心、幫助和不歧視愛滋病病人及愛滋病病毒感染者是預防與控制愛滋病的重要工作。

（10）愛滋病威脅著每一個人和每一個家庭，預防愛滋病是全社會的責任。

▲你知道嗎？下列途徑不會傳播愛滋病：空氣和水，咳嗽、噴嚏，蚊蟲叮咬，共用廁所、共用電話、共用餐具，禮節吻、游泳、擁抱等。

▌肺

肺分左右兩肺，分別位於胸腔左右兩側。右肺分上、中、下三葉，左肺只有上下兩葉。肺泡是肺內最小的呼吸單位，也是血液內的二氧化碳與肺泡內的氧氣交換的場所。

秋季如何養肺

中醫認為，肺與秋氣相應，秋季肺氣旺，所以，秋季應注意養肺。

（1）喝水益肺

秋季養肺最簡便的一招就是積極補充水分。秋季氣候乾燥，使人體大量流失水分。要及時補足這些損失，每日至少要比其他季節多喝水五百毫升以上，以保持肺臟與呼吸道的正常濕潤度。

（2）注意衛生

秋季養肺應注意個人衛生，要強化洗澡措施，因為皮毛為肺的屏障，秋燥最易傷皮，進而傷肺。洗浴有利於血液循環，使肺臟與皮膚氣血流暢，發揮潤膚、潤肺的作用。

（3）食粥養肺

秋季養肺適宜食粥。以下藥粥不妨一試：

·銀耳稻米粥。銀耳五克，發泡後加入稻米五十至一百克淘淨同煮，然後加適量蜂蜜，攪勻即可。

·蓮藕稻米粥。蓮藕十克洗淨切碎，稻米五十克同煮，煮成後可加蜂蜜。

·山藥稻米粥。山藥一百克，稻米五十克。山藥洗淨切塊，稻米淘淨煮粥，一日二次分食。

·大棗銀耳粥。銀耳泡發，加入大棗十枚，加入適量水煮一、二個小時，然後調入白糖或冰糖食用。

·百合粥。取百合五十克，粳米六十克，先將百合與粳米分別淘洗乾淨，放入鍋內，加水，用小火煨煮。等百合與粳米熟爛時，加糖適量，即可食用。

（4）果蔬潤肺

梨：性涼味甘，有潤肺、化痰、止咳、清熱、解毒等功效，可生食、榨汁、燉煮或熬膏，對肺熱咳嗽、老年咳嗽、支氣管炎等症有較好的輔助療效。

香蕉：有潤肺、滑腸、解酒毒及降血壓的作用。但香蕉性寒，胃腸虛寒者不宜食用，否則易致腹瀉。

柿子：柿子能潤肺止咳，所以對肺熱痰咳、喉痛咽乾、口舌瘡發炎，均有輔助療效。

柑橘：有鎮咳、調肺、健胃功效。榨汁或蜜煎，治療肺熱咳嗽尤佳。

大棗：能養胃和脾、益氣生津。中醫常用其治療小兒秋痢、婦女臟燥、肺虛咳嗽、煩悶不眠等症，是一味用途廣泛的滋補良藥。

核桃：具有補氣養血、潤燥化痰、溫肺潤腸、散腫消毒等功效，用於治療肺腎兩虛、久咳痰喘、小便頻多等症。

百合：味甘微苦，性平，有潤肺止咳、養陰清熱、清心安神之功，以治療心肺疾患為主。

蘿蔔：生食可治療熱病口渴、肺熱咳嗽、痰稠等症，若與甘蔗、梨、蓮藕等榨汁同飲，效果更佳。

銀耳：能潤肺化痰、養陰生津，做菜餚或燉煮食用，可治療陰虛肺燥、乾咳無痰或痰多黏稠、咽乾口渴等症，與百合做羹食療效果尤佳。

▲你知道嗎？研究顯示，開懷大笑生發肺氣，使肺吸入足量的「清氣」，呼出廢氣，加速血液循環，達到心肺氣血調和的目的。

吸菸者如何清理自己的肺

美國國家癌症研究所發表的一份調查報告指出，如果經常進食富含維生素 E 的食物，如杏仁、榛子以及各式各樣的全麥食品等，可以使吸菸者的肺癌發病率大大降低。

美國加州杏仁商會的一項研究證明，杏仁是一種維生素含量很高的天然食物，每天只要吃四十粒杏仁，就可以滿足人體每日對維生素 E 的需求。

芬蘭科學家針對二萬九千萬名男性吸菸者，進行了一項歷時八年的調查研究，結果發現，人體血液裡維生素 E 的主要成分含量高時，肺癌發病率就會降低一九％至二三％。

而且，維生素 E 的這一防癌效果對於六十歲以下、菸齡不到四十年、吸菸不多的男性尤為明顯，可以讓他們的肺癌發病率降低四〇％至五〇％。這些研究進一步證明了杏仁等含維生素 E 豐富的食品具有預防肺癌的作用。

▲你知道嗎？肺是人體的換氣機。肺的工作繁忙，正常情況下，肺每分鐘擴張和收縮十二至十八次，頻率僅次於心臟。

綠茶有益心肺健康

吸菸會引發肺癌，但在擁有大量抽菸民眾的東亞國家，肺癌的發病率與其他國家相比明顯偏低。美國耶魯大學的研究人員指出，其中的奧妙之一可能在於東亞人喜歡喝綠茶。

研究者在研究報告中說，綠茶中名為兒茶酚的抗氧化劑含量非常高，這種物質能為人帶來益處。

研究人員說，人體代謝會自然產生氧自由基，吸菸等外在因素也會促使產生氧自由基，氧自由基過多會損害人體細胞並可能導致癌症，但兒茶酚有

助於抑制人體內氧自由基的活動。此外，兒茶酚能使動脈保持暢通，防止血液變得黏稠而形成血栓，並可能防止人體長腫瘤或遏制腫瘤增長。

據統計，每十萬美國人中，每年死於肺癌的人為三百四十八人。日本人的吸菸率高於美國，但每十萬日本人中每年死於肺癌的人為一百八十六人。韓國的吸菸人口比例也高於美國，但肺癌發病率僅為美國的約六〇％。

研究人員同時也強調，綠茶雖好，但吸菸民眾預防肺癌的最好辦法還是戒菸。

▲你知道嗎？專家提醒，家庭主婦或廚師經常暴露在油煙下煮食三餐，適度喝綠茶，可以「養肺」。

經常散步有益心肺

研究顯示，每天散步半個小時，不管速度快慢都有益心肺健康。

佛羅里達大學的麥可·佩里和其他研究人員對四百九十二人進行了調查，發現每週至少五天中每天散步半個小時，不管快慢，都對心肺有益，而在每週三至四天中每天快走半個小時也能取得同樣的效果。

研究人員表示，如果每週能在至少五天中每天快走半個小時，還能在短期內達到降低膽固醇的目的。

此外，美國研究人員對美國波士頓郊區四千一百二十一名居民四十多年的健康調查資料進行了分析，發現體力活動水準處於中間的一組，在五十歲時的預期壽命比處於低標的一組，壽命要多一年半，而處於高標的一組則能多活三年半。

▲你知道嗎？慢跑可以改善和增強肺部活動功能，增加肺組織的彈性，增加肺活動量，使得呼吸加深、加快、增加氧氣交換量和吸入量，促進新陳代謝，提高身體免疫力與抗病能力。

多練腹式呼吸有益肺功能

上了年紀且患有慢性心肺疾病的人，肺臟的功能大都會有所減退。肺功能的減退會導致氣體交換能力下降，身體氧氣供給不足，二氧化碳等廢氣排出受阻，進而直接影響健康。

現代醫學研究認為，進行腹式呼吸可加速血液循環，擴大氧的供給，同時也有利於身體代謝產物的排除，對全身器官組織形成調整和促進作用，特別有益於肺臟功能的改善。

腹式呼吸最大的特點是能夠增加橫膈膜的活動範圍，而橫膈膜的運動會直接影響肺的通氣量。堅持腹式呼吸半年，可使橫膈膜活動範圍增加四公分，這對於肺功能的改善大有好處，也是老年性肺氣腫及其他肺通氣障礙的重要康復手段之一。

具體方法是：站立或平躺姿勢，全身放鬆，先用鼻吸氣使腹部隆起，略停一、二秒後，經口呼氣至腹壁下陷。每分鐘大約有五、六次即可。通常每天二次，可選在上午十點和下午四點，每次約十分鐘。

練腹式呼吸時，無論是吸還是呼都要盡量達到「極限」量，即以吸到不能再吸、呼到不能再呼為原則，如果每口氣直達下丹田則更好。練腹式呼吸時要先排便，放鬆腰帶，選擇空氣清新的地方進行。

▲你知道嗎？肺的功能是：不斷地吸入氧氣並隨時將體內新陳代謝產生的二氧化碳排出體外，以維持人體正常的生命活動。

深呼吸＋咳嗽＝洗肺

肺是人體主要的呼吸器官，要想讓它時刻保持清潔，日常生活中有個最簡單易行的方法，就是在空氣清新的環境中，進行深呼吸和主動咳嗽，二者相加，能達到洗肺的效果。

所謂深呼吸，就是胸腹式呼吸聯合進行，可以排出肺內殘氣及其他代謝產物，吸入更多的新鮮空氣，以供給各臟器所需的氧分，提高或改善臟器功能。

　　具體方法是：選擇空氣新鮮的地方，每日進行二至三次。胸腹式聯合的深呼吸類似瑜伽運動中的呼吸操，深吸氣時，先使腹部膨脹，然後使胸部膨脹，達到極限後，屏氣幾秒鐘，逐漸呼出氣體。呼氣時，先收縮胸部，再收縮腹部，盡量排出肺內氣體。反覆進行吸氣、呼氣，每次三至五分鐘。

　　深呼吸的好處廣為人知，但容易被忽視的是，不生病的時候主動咳嗽幾下，也是積極的保健動作，可促使肺部清潔，增強免疫力，保護呼吸道不受損傷。

　　咳嗽是一種保護性反射動作，能清除呼吸道內異物或分泌物，而這些物質是引起肺部疾病的原因之一。具體方法是：每天起床後、午休或臨睡前，在空氣清新處做深呼吸運動，深吸氣時緩慢抬起雙臂，然後主動咳嗽，使氣流從口、鼻中噴出，再雙臂下垂。如此反覆八至十遍，盡量將呼吸道內的分泌物排出。

　　▲你知道嗎？肺是人體唯一不消耗任何能量而發揮作用的器官，空氣的呼出和吸入是由橫膈膜和胸部肌肉進行的。

常吃蘋果防肺癌

　　芬蘭的研究工作者研究認為，常吃蘋果可以減少罹患肺癌的危險性。他們指出，蘋果中所含的類黃酮透過新陳代謝產生的重要抗氧化物質，是減少肺癌發病率的主要原因。

　　赫爾辛基國立公共衛生研究所從一九七五年開始這項長期研究。在歷時三十年的研究中，對約一千名芬蘭人調查了飲食方式。結果發現，預防癌症的主要原因並不是水果、蔬菜中含量很多的維生素 C 和胡蘿蔔素，而是蘋果和蔬菜及其他水果中含有的類黃酮。

　　被調查人員中的九五％從蘋果中獲取了一種叫做槲皮素的類黃酮。那些按要求正常攝食含類黃酮最多的蘋果及洋蔥、果汁、蔬菜和果醬的人們，肺癌發生率低二〇％。那些經常食用含類黃酮的食物、尤其是經常食用蘋果的人們，肺癌的患病率低四六％。

另外，美國康乃爾大學的研究也發現，蘋果中存在大量的抗氧化物質。

▲你知道嗎？長期營養不良會降低身體的免疫功能，引起肺部反覆感染。因此，應適當補充一些動物性蛋白質，如瘦肉、牛奶、魚、禽、蛋等。如果胃口較差，可採取少食多餐的方法。

非典型肺炎的防治

有關專家對預防非典型肺炎提出了以下建議：

·通風要及時

通風透氣對防治非典很重要，致病微生物一般只有在空氣中積聚到一定的濃度時，才會有傳染的危險，所以保持空氣的流通是相當重要的。

·調節飲食、加強營養

多吃水果、蔬菜等綠色食物，如辣椒、胡蘿蔔、南瓜、番茄、洋蔥、山楂等，其中所含的多種維生素和胡蘿蔔素可預防感冒。每天喝一杯優酪乳或一碗雞湯也能有效預防感冒。

綠茶含有輕微消毒成分的物質，因此多喝水或綠茶，可將積聚在喉嚨內的病菌沖走。多吃含豐富維生素C以及對肺部和喉部有幫助的水果，如楊桃、梨、馬蹄（即荸薺）等。每天排便，確保上下暢通，如果不能排便，可多吃香蕉以通便。

·睡眠充足、鍛鍊身體

注意增減衣服，防寒保暖。確保充足的睡眠，避免過度疲勞，減輕壓力和避免吸菸。加強戶外鍛鍊，增強體質，如跑步、爬山、打球、武術等，可提高身體的抵抗力和禦寒能力，預防感冒發生。還有一些防治感冒的方法，如睡前用熱水泡腳，促進血液循環，疏通經脈，可增強上呼吸道抵禦感冒的免疫功能。

·戒菸是當務之急

人的喉、氣管直到尾端細支氣管的黏膜，主要由纖毛柱狀上皮細胞構成，每個細胞約有二百根六至七微米長的纖毛，排成毛刷狀，正常情況下，纖毛以一千葉次／分的頻率做拍擊式擺動，以十至二十公分／分的速度，將呼吸道內的微生物塵埃及其他異物和稀薄的黏液痰由氣道深部向咽喉部運送，繼而咳出體外，所以有人稱纖毛為呼吸道的清道夫。

煙霧中的有毒物質會使纖毛變短而不規則，抑制纖毛運動，削弱肺功能。臨床實驗證實，吸菸會使支氣管收縮痙攣，使氣道阻力增加，降低肺功能。大量的資料也證明：吸一根菸後肺功能改變的指數，要花上一小時才能恢復至吸菸前的肺功能指標。

煙霧中的有毒物質損傷呼吸道黏膜上皮細胞，破壞了阻擋病毒感染的第一道屏障。吸菸抑制了呼吸道局部淋巴結和脾臟抗體細胞的生成，這些都有礙於對抗病毒。

臨床研究證明：吸菸者接種流感疫苗或感染後的抗體反應比不吸菸者低，抗體在體內維持時間縮短，這就說明吸菸會降低健康人的免疫功能，增加呼吸道對病毒感染的易感性。

·平時注意用鼻呼吸

鼻腔入口處有短粗的鼻毛，具有過濾空氣、防止灰塵入侵的功能。鼻腔內有三個突起的部位，稱為上、中、下鼻甲。上鼻甲和鼻中隔的黏膜裡有嗅覺細胞，有辨別氣味的功能，其餘部位的黏膜含有豐富的血管、黏液腺體和纖毛。鼻腔像個迷宮，通道彎曲且多層次，可使吸入的空氣有更多的機會充分與黏膜面接觸。這樣，外界的寒冷、乾燥、夾帶著塵土和細菌的氣流經過時，可被加溫、潤濕、過濾淨化。

口腔的作用只是進食喝水，本身不具備加溫、潤濕和淨化的作用，用口腔吸氣，時間一久咽部會感到乾燥，甚至會導致咽部疼痛，所以，用鼻呼吸更符合生理衛生。

· 注意口腔、喉、鼻的衛生預防

非典必須注意上呼吸道衛生。比如，有的人在刷牙的同時含一口漱口水，仰著脖子在喉嚨間「徘徊」一下再吐出來，這是個好習慣。漱漱口，「徘徊」一陣再吐出來，會減少病菌侵害的可能性。

漱口本身無法殺菌，但至少可以把細菌帶出來。另外，大量吸菸的人，留在口腔中的菸油和其他有害物質，容易被帶到胃裡，時間一久可能導致胃癌和腸癌，「漱口」可以把這類有害物質帶出來。

除此之外，專家提醒，預防非典一定要養成個人良好的衛生習慣，切忌忽略勤洗手等小細節，同時盡量少去人群密集的地方，均衡飲食、適度運動，一旦發現有發燒、呼吸道症狀應及時就診。

養成良好的個人衛生、公共衛生習慣，進行有氧運動及培養健康的飲食起居方式，是預防非典的主要措施。

肺結核的防治

肺結核病是由結核桿菌侵入人體後引起的一種具有傳染性的慢性消耗性疾病。肺結核的傳染九〇％以上是透過呼吸道傳染的，它的傳播管道與非典型肺炎有著驚人的相似之處：即飛沫傳染。

專家指出，醫療衛生條件差的地區是肺結核的流行地區，不良的衛生習慣是導致肺結核的重要原因。

· 培養良好的衛生習慣

培養良好的衛生習慣是預防結核病的有效方法。不隨地吐痰，事情雖小，對預防結核病卻關係極大。

· 接種疫苗

兒童時期接種卡介苗，是預防結核病的有效手段。卡介苗雖然無法完全預防感染，但卡介苗接種對人群的保護力可達七〇％以上。按時進行卡介苗的重複接種，可以使免疫力強化。

· 提高抵抗力

生活中，屢屢出現因緊張而免疫力下降進而染上肺結核的例子。所以，應該勞逸結合，要有足夠的營養與睡眠，還要有適量的戶外活動與體育鍛鍊，這樣可以增強體質，提高抵抗力。

· 運用有效手段預防傳播

由於各種傳染病的病原體排出的途徑和傳染的方式不同，其隔離的方法也不同。肺結核是透過呼吸系統排出病原體，又經過呼吸道侵入健康人體而傳染的疾病，因此要採取呼吸道隔離。

具體措施為：最好給病人一間空氣流通好，陽光充足的房間。至少應該做到病人單獨睡一床，經常注意開窗通風。病人的被褥、衣服要經常曝曬消毒，病人痊癒後，房間要進行徹底消毒。

可將艾卷點燃或將米醋按每立方公尺空間一至二勺放在爐上燻蒸，再用濃度為三％的漂白水或濃度為三％的來蘇水消毒劑向空間、地面噴霧，關閉門窗一至二小時。病人應減少與他人接觸，不要去公共場所。病人的用品食具都要消毒，具體做法是：病人使用過的碗筷應煮沸三分鐘左右消毒；其他不宜煮的器物可以用濃度為三〇％的酒精浸泡十分鐘，病人的衣物、被褥等應在陽光下曝曬二至七個小時。特別注意，病人的痰液要吐在紙上或痰盂裡，進行焚燒或消毒後再倒掉。

結核病人最好的隔離方法是去肺結核專科醫院住院隔離，減少對家人及其他人的傳染機會，有益於家庭，也有益於社會。

▲你知道嗎？中國結核病疫情十分嚴重，在全球僅次於印度，排名第二位。據二〇〇四年中國結核病流行學會調查分析，全中國有五點五億人感染結核病，四百五十萬人患活動性肺結核，其中傳染性特別強的開放性肺結核病人二百萬。

肝

　　肝即肝臟，位於腹部右上方，承擔著維持生命的重要功能，是人體最大的消化腺，也是人體內主要的解毒器官。

春季養肝良方

　　中醫學認為：肝臟與草木相似，草木在春季萌發、生長；肝臟在春季時功能也更活躍。因此，春季應特別注意養肝。下面介紹幾種春季養肝的良方：

　　（1）多飲水

　　初春寒冷乾燥易缺水，多喝水可補充體液，增強血液循環，促進新陳代謝，多喝水還可促進腺體，尤其是消化腺和胰液、膽汁的分泌，以利消化、吸收和廢物的排除，減少代謝產物和毒素對肝臟的損害。

　　（2）飲食平衡

　　不要暴飲暴食或常飢餓，這種飢、飽不勻的飲食習慣，會引起消化液分泌異常，導致肝臟功能的失調。所以，春季飲食要保持均衡，食物中的蛋白質、碳水化合物、脂肪、維生素、礦物質等要保持相應的比例；同時還要保持五味不偏；盡量少吃辛辣食物，多吃新鮮蔬菜、水果等。

　　（3）少飲酒

　　初春時節，寒氣較盛，少量飲酒有利於通經、活血、化淤和肝臟陽氣的升發，但不能貪杯過量。要知道，肝臟代謝酒精的能力是有限的，多飲會傷肝。據醫學研究證實，體重六十公斤的健康人，每天只能代謝六十克酒精，若超過限量就會影響肝臟健康，甚至造成酒精中毒，危及生命。

　　（4）適量運動

　　春季是萬物萌動的大好時節，也是體育鍛鍊的黃金季節。在春季開展適合時令的戶外活動，如散步、踏青、打球、打太極拳等，既能使人體氣血通暢，促進吐故納新，強身健體，又可以怡情養肝，達到護肝保健的目的。

（5）心情舒暢

樂觀使人健康。由於肝喜疏惡鬱，故生氣發怒易導致肝臟氣血淤滯不暢而成疾。要想肝臟強健，首先要學會制怒，即使生氣也不要超過三分鐘，要盡力做到心平氣和、樂觀開朗、無憂無慮，從而使肝火熄滅、肝氣正常生發、順調。如果違反這一自然規律，就會傷及肝氣，久之，易導致肝病。

▲你知道嗎？肝臟的主要功能是分泌膽汁，儲藏肝醣，調節蛋白質、脂肪和碳水化合物的新陳代謝等，另外還有解毒、造血、凝血作用。

肝病患者「吃肝補肝」不可取

中醫非常重視食療，民間也有「吃啥補啥」之說，但專家提醒肝病患者，最好勿以進食豬肝或其它動物肝臟的方式來補肝。

肝臟是人和動物最大的解毒器官，動物體內的各種毒素，大多要經過肝臟來處理，排泄、轉化、結合。從市場買回的動物肝臟大多暗藏著各種毒素，肝病患者由於肝功能受損，難以及時分解掉這些毒素，這就會加重肝臟負擔，影響肝病的康復。

肝臟還是重要的免疫器官和「化學加工廠」，可產生多種激素、抗體和免疫細胞等，而這些物質往往對異體有害，肝病患者食用後，無疑會受其害。另外，動物肝臟內含銅量很高，肝病患者由於肝功能低下，無法良好調節體內銅的平衡，過多的銅會在肝臟及腦組織內積聚，引起黃疸、貧血、肝硬化、腹水及發生肝昏迷而死亡。因此，肝病患者切忌吃肝補肝，日常飲食以少吃肝為佳。

▲你知道嗎？肝臟是人體主要的解毒器官，能將外來或體內代謝產生的有毒物質，透過肝細胞處理後轉變為無毒的、水溶性較大的、易於排泄的物質而排出體外。

四類食物有助肝臟康復

肝病病人，尤其是慢性肝病病人應充分注意飲食中的營養平衡，每日可以攝取以下四類食物以幫助肝臟康復：

（1）牛奶、奶製品、雞蛋等富含蛋白質、礦物質、維生素、脂肪的食物，這類食物以營養豐富而見長。

（2）魚、肉、豆製品等食物，這類食物被人體吸收後有助於人體血液、肌肉組織的生長。

（3）蔬菜、瓜果、芋類、菇蕈類、海帶等富含維生素和礦物質的食物，這類食物有助於人體的營養平衡。

（4）米飯、穀類等碳水化合物以及糖、油等食物，這類食物可以補充人體熱量，提供人體生命活動的基本能量。

肝病患者應多吃富含維生素又易於消化的食物，如新鮮蔬菜、瓜果及適當的瘦肉、蛋、魚等。

肝炎的自我防治

肝炎就是肝臟發炎，目前病毒性肝炎主要分 A 型、B 型、C 型、D 型、E 型五種。引起肝臟發炎的原因很多，如大量飲酒及服用不當藥物等都會引發肝炎。另外，不安全性行為也是肝炎傳播的重要途徑。

以下是預防肝炎的有效方法：

（1）做好飲食衛生

肝炎的隱性感染者很多，這種人表面上和健康人一樣，毫無得病的感覺，但他們排出的糞便中含有肝炎病毒，如果汙染了水源，不但會引起食媒性疾病爆發，而且可能導致水源性疾病爆發。所以避免糞便汙染水源是預防肝炎的主要措施之一。

（2）做好個人衛生

血蛤傳播肝炎，這僅僅是肝炎的傳播方式之一，而且較為少見。常見的傳播方式是日常生活接觸，即肝炎病人和隱性感染者的糞便汙染食物、健康人的手和周圍環境，然後進入健康人的口。因此越是衛生條件差的地方，越容易發生肝炎流行。因此，想要有效地預防肝炎，必須在環境衛生、飲食衛

生和個人衛生上下功夫，這是減少包括肝炎在內的一切腸道傳染病的最重要措施。

其中有些是很容易做到的，如吃東西前和大小便後要用肥皂和清水洗手，生吃的瓜果蔬菜一定要洗淨、不飲生水等。

（3）應推廣施打肝炎疫苗

由於中國目前財力、物力有限，不可能馬上徹底解決水源、糞便管理等大問題，個人衛生、飲食衛生水準的提高也需要一個較長的時程，因此注射肝炎疫苗還是很有必要的。

（4）規範性行為

提倡和採用健康文明的性行為方式，是預防 B 型肝炎性傳播的上策。

（5）少飲酒或不飲酒

正常肝臟的酶可使一定量的酒精氧化為水和二氧化碳，對酒精有一定的解毒性。但是解毒一兩白酒肝臟要工作四十六小時，肝臟要工作二百三十小時才能使半斤白酒完全氧化。據報導，一次醉酒就等於患一次急性輕型肝炎，久而久之就會使肝臟硬化，最終發生癌變。

（6）可用中草藥預防

服用垂柳湯：取新鮮嫩垂柳枝連葉一百克，加水五百毫升，煎至三百毫升，分二次服，連服四天。

口服板藍根沖劑：成人每次一袋，每日二次，開水沖服，連服五至十天。兒童減半。

▲你知道嗎？專家提醒，做好飲食衛生、調節飲食方式是預防肝炎的重要方式。此外，潔身自愛，拒絕非正常的性行為，也是預防肝炎的有效方法。

導致脂肪肝的六大原因

脂肪肝不但影響肝功能，引起疲勞、噁心、嘔吐等症狀，而且會在短時間內發生肝昏迷和腎衰竭，嚴重者可在數小時內死於併發症。

脂肪肝是由諸多原因造成的，研究發現導致脂肪肝的原因主要有以下六點：

（1）長期酗酒

酒精是損害肝臟的第一殺手。這是因為酒精進入人體後，主要在肝臟進行分解代謝，酒精對肝細胞的毒性危害使肝細胞對脂肪酸的分解和代謝發生障礙，引起肝內脂肪沉積而造成脂肪肝。飲酒越多，脂肪肝也就越嚴重，它還會誘發肝纖維化，進而引起肝硬化。

（2）營養過剩

長期攝入過多的動物脂肪、植物油、蛋白質和碳水化合物，由於這些食物在體內無法被充分利用，過剩的營養物質便轉化為脂肪儲存起來，導致肥胖、高血脂和脂肪肝。

（3）營養不良

肥胖者容易得脂肪肝，但並不是說瘦人就不會得脂肪肝。臨床上也常發現有的人很瘦但也患有脂肪肝，這是由於長期營養不良，缺少蛋白質和維生素，同樣會引起營養缺乏性脂肪肝。如因患有慢性腸道疾病、長期厭食、節食、素食、吸收不良症候群及胃繞道手術等原因，造成低蛋白血症、缺乏膽鹼、胺基酸或親脂物質，進而使肝臟脂肪堆積，形成脂肪肝。

（4）糖尿病、肝炎、甲亢、重度貧血等慢性疾病

糖尿病患者由於胰島素不足，身體對葡萄糖的利用減少，為了補充能量，體內脂肪酸顯著增加，這些脂肪酸無法被充分利用，就會使肝臟的脂肪合成亢進，從而引起脂肪肝。六〇％的肥胖患者會發生糖尿病，他們發生脂肪肝的比例較無糖尿病者要高二倍。

（5）藥物性肝損害

藥物性肝損害占成人肝炎的十分之一，脂肪肝是常見類型。有數十種藥物與脂肪肝有關，如四環黴素、阿斯匹靈、糖皮質素、合成雌激素、胺碘酮、硝苯地平、某些抗腫瘤藥及降脂藥等，都會導致脂肪在肝內積聚。

（6）高脂血症、高膽固醇

血症與脂肪肝關係密切，其中以高三酸甘油脂血症為最，絕大多數常伴有肥胖、糖尿病和酒精中毒。

此外，某些工業毒物，如黃磷、砷、鉛、銅、汞、苯、四氯化碳等也會導致脂肪肝。妊娠、遺傳或精神、心理與社會因素，如多坐、少活動、生活懶散等也與脂肪肝的發生有關。

▲你知道嗎？正常人肝組織中含有少量的脂肪，其重量約為肝重量的四％至五％。如果肝內脂肪堆積過多，超過肝重量的一〇％甚至一五％時，就被稱為脂肪肝。

脂肪肝的食物療法

脂肪肝主要是由不良生活方式引起的疾病，因此，在治療原則上一般以糾正不良生活方式為主，使脂肪肝逐步逆轉。

（1）控制熱量攝取

控制熱量攝取，以便把肝細胞內的脂肪氧化消耗。肥胖者應逐步減肥，使體重降至標準體重範圍內。

（2）限制脂肪和碳水化合物攝取

按標準體重計算，每公斤體重每天可給脂肪零點五至零點八克，宜選用植物油或含長鏈不飽和脂肪酸的食物，如魚類等；碳水化合物每天每公斤體重可給二至四克，食用糖的攝取不宜過多。

（3）高蛋白飲食

高蛋白飲食，每天每公斤體重可給一點二至一點五克，高蛋白可保護肝細胞，並能促進肝細胞的修復與再生。蛋白質供給，優質蛋白質應占適當比例，例如豆腐、腐竹等豆製品，瘦肉、魚、蝦、脫脂牛奶等。

（4）新鮮蔬菜

保證新鮮蔬菜，尤其是深綠色蔬菜的供應，以滿足身體對維生素的需要。但含糖多的蔬菜及水果不可進食過多。

（5）限制食鹽

限制食鹽，每天以六克為宜。

（6）適量飲水

適量飲水，以促進身體代謝及代謝廢物的排泄。

（7）含有甲硫胺酸豐富的食物

如小米、裸燕麥麵、芝麻、油菜、菠菜、菜花、甜菜頭、蝦米、干貝等食品可促進體內磷脂合成，協助肝細胞內脂肪的轉變。

（8）忌辛辣和刺激性食物

如洋蔥、蒜、薑、辣椒、胡椒、咖哩和酒類等。

▲你知道嗎？保持心情舒暢，做到不生氣、不勞心、不熬夜、適當運動，能增加肝臟血流量，有助於肝臟健康。

四大傷肝因素

日常生活中有以下四大傷肝因素：

（1）警惕肝炎病毒

據統計，中國 B 肝帶原者已有一億三千萬人之多，即每十個人中就有一名。如何阻斷肝病傳播途徑呢？專家提醒，日常生活中要注意衛生，尤其是在公眾聚集的地方更要注意衛生，防止病毒感染。

（2）日常飲食遠離黃麴毒素

黃麴毒素是傷肝的主要毒素。豆腐乳含有大量黃麴毒素，發霉的稻米、苦花生米和瓜子含有的黃麴毒素會使肝癌發生率提高好幾個百分點。另外，

日常用的保鮮膜、劣質速食盒遇熱會產生大量黃麴毒素，反覆用過的油炸出的油條等食品要盡量少吃。

（3）空腹喝酒損傷大

專家指出，酒精主要透過肝臟分解，而酒精傷肝，若長期大量地喝酒，肝所受的傷害是巨大的。日常生活中不要酗酒，更不要空腹喝酒，空腹喝酒更易吸收乙醛。

（4）小心藥物傷了你的肝

「是藥三分毒」，能引起肝損害的藥物至少有二百種以上，其中不乏阿斯匹靈、螺旋黴素、口服避孕藥等日常藥物。

▲你知道嗎？早睡對肝臟有益，這是因為生活作息有規律對於肝臟等器官影響很大。每天晚上十一點至凌晨三點，按中醫經脈循行理論，是肝經運行的時間，肝的排毒須在熟睡中進行。

紅棗護肝效果好

紅棗不僅是一種深受人們喜愛的食品，也是一味常用的中藥。中醫很早就有用紅棗組方的「養肝湯」來養肝排毒的方法。紅棗具有保肝、健脾、降低膽固醇、升高白血球、抗過敏等作用。

現代藥理研究發現，紅棗中含有較多的蛋白質、胺基酸、醣類、有機酸、維生素 A、維生素 B2、維生素 C 等，以及微量元素鈣、磷、鉀、鐵、鎂、鋁和大量的環腺苷酸等。它性溫、味甘，具有補脾益氣、養血安神、生津液、解藥毒、緩和藥性的功效。

由於紅棗內含有三萜類化合物的成分，可以抑制肝炎病毒的活性。此外，紅棗還能提高體內單核吞噬細胞系統的吞噬功能，有保護肝臟、增強免疫力的作用。另外，一些慢性肝病患者的體內蛋白相對偏低，而紅棗富含胺基酸，它們有利於蛋白質的合成，可以防止低蛋白症狀，達到健脾養肝的目的。

紅棗不僅自身營養豐富，同時也是肝病治療處方中的常用中藥，傳統的中藥方劑「小柴胡湯」、「桂子湯」中都有紅棗的身影。對一些慢性肝病患

者來說，除了定期在專科醫生指導下進行必要的監測外，可以每天多吃一些天然的紅棗來保護肝臟。

不過紅棗雖好，但吃多了會脹氣，因此應注意控制食量。濕熱重、舌苔黃的人不宜食用。

肝病病人生活八忌

患了肝病，除了正確合理用藥治療，患者在日常飲食及生活中必須注意以下禁忌：

（1）忌酒

飲酒對肝臟危害極大，酒中的酒精和亞硝胺會使肝脂肪變性，引起酒精性肝炎、肝纖維化、肝癌。肝病患者應滴酒不沾，以免加重肝細胞損害。

（2）忌菸

菸中含有多種有毒物質，會損害肝功能，抑制肝細胞再生和修復，因此肝病患者必須戒菸。

（3）忌辛辣

辛辣食品易引起消化道生濕化熱，濕熱夾雜，蘊薰肝膽氣機失調，消化功能減弱，故應避免食用辛辣之物。

（4）忌食加工食品

少吃罐裝或瓶裝的飲料食品，這是由於罐裝、瓶裝的飲料食品中往往加入防腐劑，對肝臟或多或少都有毒性，而且這些食品多久存、不新鮮，故不適合肝炎病人飲用。

（5）忌勞累

肝為人體重要的代謝器官，肝炎病人肝功能失常，營養失調，故疲乏無力，須多休息。多休息是治療肝病的關鍵。

（6）忌情志不暢

肝病患者應忌惱怒、悲觀、焦慮等，因為肝病患者久治不癒，常使人焦慮，胡思亂想，易發火而鬱怒傷肝，肝氣鬱結不舒易成積癖，一旦對治療失去信心，思想包袱加重，病情則不穩定，因此病人要樂觀，增強信心，多諮詢肝病專家解答疑問，讓專家多做思想教導。

（7）忌亂用補品

膳食平衡是保持身體健康的基本條件，如滋補不當，臟腑功能失調，打破人體平衡，就會影響到身體健康。

（8）忌生活不規律

十分病七分養，充足的睡眠、合理的營養、規律的生活，每天堅持鍛鍊，勞逸結合都很重要。

▲你知道嗎？脂肪肝忌油膩、蛋黃，服藥期間忌綠豆、茶水，禁食羊肉等大熱之物。慢性肝病不宜過多吃糖，合理飲用牛奶，奶中不宜多加糖，牛奶要咀嚼飲用。

▌腎

腎是人體內重要的臟器，左右各一個，形狀如蠶豆，位於腹後壁腰椎兩側。正常時，腎可隨呼吸運動和姿勢改變而稍有上下移動。

腎的一生是怎樣度過的

人體就像一臺精密的機器，只要工作就會產生廢物、濁物。機器可以停止運轉進行清洗、維護，人則不能因為需要「清洗」而停止「運轉」。怎麼辦？腎臟就承擔了這一重任──在人體正常運轉的情況下進行「清洗」排毒。

人體內約九〇％的毒素是透過腎臟以小便的方式排出體外的，所以腎臟有血液淨化器的美稱。全身血液每天要在這裡「清洗」約六十次，腎臟每天要把一千五百多公斤的血液進行「處理」。不分晝夜，任勞任怨，「分清泌濁」──保留精華、清除毒素。

由於腎每日每夜的辛苦工作，所以最易受累致虛致衰。研究顯示，腎臟隨著年齡的增長而逐漸衰老：三十歲後腎臟功能平均每年降低〇‧六％、四十歲後降低一％、五十歲後降低一‧四二％。我們可以把人一生「腎氣盛衰」概括為三個階段：

（1）生命發育，腎氣萌動階段：男子八至十六歲，女子七至十四歲。

（2）身體強壯，腎氣充盛階段：男子二十四至三十二歲，女子二十一至二十八歲。

（3）身體漸衰，腎氣衰落階段：男子四十歲以後，女子三十八歲以後。

總之，人體臟腑與腎氣的盛衰，隨著年齡的增長呈現出由「弱」到「盛」進而「衰」最終「竭」的規律性變化。人從幼年開始，腎精逐漸充盛，則有齒更髮長等生理現象。到了青壯年，腎精進一步充盛，乃至達到極點，身體也隨之發育到壯盛期，則真牙生，體壯實，筋骨強健。待到老年，腎精衰退，形體也逐漸衰老，全身筋骨運動不靈活，齒搖髮脫，呈現出老態龍鍾之象。

按照腎氣盛衰不同，我們可以有針對性地選用相應的保腎護腎之法：

幼年時，體質幼嫩，氣血漸盛，腎氣方萌，宜「護腎」，像保護幼苗一樣保護腎氣，促其蓬勃。

青壯年，氣血旺盛，腎氣充盛，此時切忌「耗腎」，肆行房事，縱情色慾，早竭腎精，以致未老先衰。

老年人，腎氣漸衰，宜「養腎」，延緩腎精衰敗的步伐，達到益壽延年的效果。

▲你知道嗎？腎臟的主要功能是生尿和排尿。人體的代謝產物尿素、尿酸、礦物質及多餘的水，主要由腎排出，由此可見腎對人體的新陳代謝十分重要。

腎虛虧的症狀表現

腎虧是腎虛、腎氣虛的俗稱，腎藏精，腎虛以腎精不足為主要症狀，一般症狀有精神疲乏、頭昏、耳鳴、健忘、腰酸、遺精、陽痿等，臨床表現可偏於腎陰虛，或腎陽虛。

虧的意思是不足，以腎來說可以是功能作用的不足，就是腎陽虛。如果是基礎物質的不足就是腎陰虛。一般來說，功能作用的不足，也會導致基礎物質的減少，陰陽兩者可以互相轉化。腎功能的減退，男女皆有，並不獨厚於男性，只是男性受到以訛傳訛的錯誤觀念，或是與生俱來的生活壓力，所導致的腎虧症多一些。

女性的腎氣虛症候有很多，例如頭髮早白、頭昏目眩、耳鳴、眼花、盜汗、不眠、筋骨萎弱、腰膝痠軟、月經減少、白帶清稀、同房次日晨起腰痛如折或僵硬等。

專家指出，腎虛不會引起腎炎之類的疾病，但會引起衰老、機能衰退、骨質增生、亞健康等現象提早出現。

腎臟病患者的飲食調養

飲食是供給身體營養物質的源泉，是維持人體生長、發育不可缺少的條件，而飲食不當又是致病因素之一，因而合理的飲食可以增進健康，加速疾病的痊癒。根據腎臟病患者的特點，其飲食調養應注意以下幾個方面：

（1）蛋白質的攝取量

對於慢性腎功能不全的患者需要限制蛋白質的攝取量，這樣可減少血中的氮質滯留，減輕腎臟的負擔，進而延緩慢性腎功能衰竭的進程。

一般主張攝取蛋白質每日零點四至零點六克／公斤體重，應選用優質蛋白質，如雞蛋、牛奶、瘦肉等動物蛋白，其中含必需胺基酸較高，而且在體內分解後產生的含氮物質較少，植物性蛋白質如豆製品、玉米、麵粉、稻米等含必需胺基酸較少，非必需胺基酸較多，生體可用率低，故稱為「低品質蛋白」，應予適當限量。

對於腎病症候群患者的蛋白質攝取量也有一定的要求，既不可嚴格控制蛋白質攝取量，又不可過分強調高蛋白飲食，因為血漿蛋白持續低下會使抵抗力下降，易發感染，水腫反覆，加重病情，而高蛋白飲食會引起腎小球的高濾過，久之則促進腎小球硬化。目前主張腎功能正常的腎病症候群患者，每日蛋白質的攝取量以 1 克／公斤體重為宜，而且要以優質蛋白為主。

（2）鹽的攝取量

如果腎臟病患者沒有水腫或高血壓的情況，則不必限鹽，可與正常人一樣每日攝取鹽十克，限制鹽的攝取量主要是針對水腫和高血壓患者，因為不限制鹽會使水腫難以消退，引起血壓升高。通常每天應將鹽控制在二至三克，尿少、血鉀升高者應限制鉀鹽攝取量。

（3）水的攝取量

腎臟病患者如果沒有尿少水腫的情況，是不須控制水的攝取量的，水腫的患者主要應根據尿量及水腫的程度來掌握水的攝取量，一般而言，若水腫明顯時，除進食以外，水的攝取量最好限制在五百至八百毫升／日較為適宜。患尿路感染之後，為避免和減少細菌在尿路停留與繁殖，患者應多飲水，勤排尿，以達到經常沖洗膀胱和尿道的目的。

尿路結石的患者也應大量飲水，因為尿量減少是尿路結石形成的主要原因之一。大量飲水可以沖淡尿晶體濃度，避免尿液過度濃縮，減少沉澱機會，一般要求每日飲水二千四百至三千毫升，使每日尿量保持在二千至二千四百毫升以上。尿量增多可促使小結石排出，同時尿稀釋也可延緩結石增長的速度和避免手術後結石的復發。

腎病患者應忌食辛辣刺激食物及海腥類易引起舊疾復發、新病加重的食物，如鵝、公雞、豬頭肉、白帶魚、黃魚等，忌食煎炸食物，戒除菸酒，浮腫明顯者宜多食蘿蔔、冬瓜、西瓜、黑豆、絲瓜等，兼見血尿者，宜食蓮藕、花生、茄子；伴高血壓者宜食芹菜、菠菜、木耳、豆芽、玉米等。

男人「保腎」祕訣

哪個男人不希望自己始終生龍活虎？可是，快節奏高強度的工作，殫精竭慮的競爭，無休止的壓力，長期的精神緊張……這些都是中年男人沉重的背負。加上人到中年生理功能由盛轉衰，不少人出現腰酸背痛、耳鳴、眩暈眼花，感到體力不支、性能力變弱，或夜間頻尿等。

引起腎虛的因素很多，常見原因還是房事過頻，遺泄無度所致。正常的性生活對健康是無害且極有益處的，但是縱慾無度，不知愛護腎精，則會導致腎虛，有損健康。

「精」除了先天之精（即腎精），還包括後天從飲食中所攝取的營養，所以，應當把膳食營養納入生活日程，適當增加些蛋白質、維生素和礦物質等，以補償房事的消耗。

而用羊脊骨、羊腎及蔥薑作料煲成的羊脊骨湯，用中藥肉蓯蓉、菟絲子加稻米、水煮成藥粥，還有蛤蚧酒、芡實湯糰等，對因腎虛引起的腰痛、足膝萎縮、遺精陽痿等都有較好的治療作用。但補腎藥不宜過度使用，特別是壯陽藥品更不要濫用，否則造成惡性循環，反而使病情加重。

▲你知道嗎？專家指出，判斷性生活是否過頻要根據年齡。二十多歲的年輕人，一週五至七次屬正常；三十多歲一般每週三至五次；四十多歲每週一次；五十多歲每月一次。超過了正常次數屬性生活過頻。

護腎關鍵在日常

專家提醒，護腎除了適當用藥外，日常保養更為關鍵。如：

性生活要適度，不勉強，不放縱。

飲食方面：無力疲乏時多吃含鐵、蛋白質的食物，如木耳、大棗、烏骨雞等；消化不良者多喝優酪乳、吃山楂；平日護腎要多吃韭菜、海參、人蔘、烏骨雞、家鴿等。

經常進行腰部活動，這些運動可以健運命門，補腎納氣。還可多做一些刺激腳心的按摩。中醫認為，腳心的湧泉穴是濁氣下降的地方，經常按摩湧

泉穴，可益精補腎、強身健體、防止早衰，並能舒肝明目，清喉定心，促進睡眠，增進食慾。

充足的睡眠也是恢復精氣神的重要保障，工作再緊張，家裡的煩心事再多，到了該睡覺的時候也要按時休息。

腎病患者的自我保健

（1）注意飲食

注意進食清淡易消化食物，忌食生硬冷物，忌暴飲暴食，忌過食肥甘之品。保護腎臟需要食用蛋白質和醣類，不宜吃含脂肪過高的飲食。膳食中脂肪過多，容易發生腎動脈硬化，使腎臟萎縮變性，引起動脈硬化性腎臟病。鹼性食物對腎臟有利，可以防治尿路結石。還可適當吃些冬瓜、白茅根、赤小豆、綠豆等，對利尿清熱，保護腎臟有益。

（2）睡眠

必須保證有充足的睡眠。充足的睡眠是恢復精力以及日常活動的重要保障。除此之外，生活起居應根據病情有所調整，病情較嚴重者不宜運動，應臥床休息，做到護理有計畫、有秩序，減少不必要的干擾。

（3）洗漱

口腔護理對慢性腎衰竭病人尤其重要，每日可以用一〇％忍冬水或板藍根水漱口。有口腔潰瘍者應及時對症處理。皮膚要用溫水洗澡或擦浴，預防褥瘡發生。夏季常以爽身粉擦塗，預防生在皮膚、肌肉的腫塊發生。

（4）居家環境

病室宜清潔、通風、向陽、冷暖適宜，避免居住環境潮濕。

（5）運動

如果病情好轉，應加強體育鍛鍊，增加身體的抵抗力。注意勞逸結合，每天可堅持散步，以自我不感覺疲勞為度，也可進行氣功鍛鍊，打太極拳，

做健身操,以增強體質,提高身體抵抗力,預防感冒,防止因呼吸道感染等誘因使病情加重。

(6)保持小便通暢

小便通暢,說明腎臟的排泄功能正常,如果發生尿道阻塞,小便不通暢,就會增加腎發炎的機會,加重腎臟負擔,甚至發生尿中毒。常見小便不暢的原因有尿路結石、前列腺肥大、腫瘤、結核等。

(7)休閒娛樂和工作

盡量少參加社交活動。患者一旦確診為腎臟病,在初期階段應以休息為主,積極治療,觀察病情變化。如果病情好轉,腎功能穩定,則三個月後可開始從事輕微工作,避免較強體力勞動,預防呼吸道及尿路感染的發生。

(8)性生活

腎臟病患者的性生活要視具體情況而定,原則上不主張禁止。適當地恢復性生活,有助於扭轉患者神經系統不全和精神抑鬱的情緒,尤其是腎臟病患者,因病程較長,適當的性生活有助於疾病的治療。當然,因性生活會消耗一定體力,腎臟病患者畢竟還不同於正常人,在病情尚未恢復之前,一定要以不引起疾病加重為度,否則,就得不償失了。

(9)菸酒

腎臟病患者應做到不飲酒、不吸菸,因為菸酒易於化燥傷陰,耗損正氣,影響疾病的康復。

(10)預防感染

細菌和其他病原微生物可以直接由尿道逆行上升,進入腎臟,使腎臟感染發病。另外,微生物透過血液循環和淋巴循環的途徑也會感染腎臟,因此,當身體其他部位有感染性病灶存在時,例如扁桃腺炎、齲齒、癤腫、結核等,都應及時治療處理。

▲你知道嗎？流感不僅會引起腎臟病變，而且對於已患腎臟病的患者，又會使病情加重，以致病情難以控制，如使蛋白尿、水腫加劇，對腎功能不全患者會導致腎衰竭、心衰竭。因此，腎臟病患者要預防流感。

腎功能不全者如何保腎

腎功能不全者如何保護殘存的一部分腎功能，而使其不往更嚴重的情況發展呢？

（1）蛋白質攝取量要合理。人體內的代謝產物主要來源於飲食中的蛋白質成分，因此，為了減輕殘存的腎的工作負擔，蛋白質攝取量必須和腎臟的排泄能力相適應。但是，必須強調的是，如果一味追求限制蛋白質攝取，將會導致病人營養不良，體質下降，效果並不好。

（2）為了使攝取的蛋白質獲得最大利用，不讓其轉化為能量消耗掉，在採取低蛋白質飲食的同時，還必須補充能量。每日每公斤體重至少三十五大卡的熱量，主要由糖供給，可吃水果、蔗糖製品、巧克力、果醬、蜂蜜等。

（3）值得注意的是有一些食物雖符合前面的條件，如蛋黃、肉鬆、動物內臟、乳製品、骨髓等，但由於它們的含磷量較高而不宜食用，因為磷的貯留會導致腎臟功能進一步惡化。為減少食物中的含磷量，食用魚、肉、馬鈴薯等，都應先水煮棄湯後再進一步烹調。

（4）食鹽量應視病情而定，如有高血壓、水腫者，宜用低鹽飲食，每日二克鹽。

（5）經過腎臟排泄的藥物也有可能損傷腎臟，如慶大黴素、磺胺類抗生素、盤尼西林、消炎痛、普拿疼，以及激素、顯影劑等。

此外，如果有高血壓、糖尿病、感染，還要嚴防這些疾病對腎臟的損傷。

▲你知道嗎？多喝水能幫助人體將新陳代謝產生的廢物排出，降低有毒物質在腎臟中的濃度，避免腎臟受損。

如何防治腎結石

(1) 多喝白開水

如每天能增加五〇%的尿量，就可使腎結石發病率下降八六%。清晨起來一杯水，晚上睡前一杯水，日間也要均勻地多喝水。若天熱出汗多時，還要適當再增加喝白開水的量，普通人要使排尿量保持在一日（二十四小時）內約二千毫升左右，腎結石患者最好每日（二十四小時）的排尿量保持在三千毫升左右。

(2) 合理補鈣

合理補鈣，尤其是透過飲食補鈣。因為腎結石的主要成分是草酸鈣，一些腎結石患者談「鈣」色變，其實不然。有研究顯示，腎結石患者合理地補鈣，食用富含鈣質的食物，能夠減少腎結石的形成。

(3) 魚肝油不宜多服

現代醫學研究顯示，血液與尿液中的鈣增加時（尤其是驟然增加時）最容易形成腎結石，而使血鈣增加的原因之一是體內維生素 D 的增加，魚肝油中就含有大量的維生素 D。

(4) 少吃糖

美國科學家的一項研究結果顯示，長期以來人們普遍錯誤地認為腎結石的禍根是鈣，實際上，真正的元凶是糖。攝取較多糖分會增加患腎結石的危險，研究顯示，高糖食品的攝取會使年輕女性患腎結石的機會增加三〇%。

(5) 少吃草酸含量高的食物

含草酸高的食物有番茄、菠菜、芹菜、草莓、甜菜、巧克力等，過高的草酸攝取是導致腎結石的主要原因之一。

(6) 少吃豆製品

美國華盛頓大學經研究認為，豆類食物中的草酸會與腎臟中的鈣融合，形成結石。

（7）睡前不宜喝牛奶

一般保健專家、醫生都主張睡眠不好的人睡前喝杯牛奶，因為牛奶中含有色胺酸，有助睡眠。但由於飲牛奶後的二至三小時，正是鈣透過腎臟排泄的高峰期，此時人處於睡眠狀態，在尿液濃縮的情況下鈣透過腎臟在短時間內突然增加，易形成結石。因此，患腎結石者如飲牛奶，最好在白天或睡前四至五小時飲用。

（8）多吃黑木耳

黑木耳有化石和排石作用，黑木耳中含有多種礦物質和微量元素，能對各種結石產生強烈的化學反應，使結石剝脫分化溶解，最後排出體外。

（9）少喝啤酒

有些結石患者錯誤地認為啤酒能利尿，多喝啤酒能防結石、排結石，其實不然。啤酒中含有較多的草酸鈣和烏核苷酸，這兩種物質均會形成尿結石。

▲你知道嗎？喝檸檬汁可預防腎結石。美國泌尿學會研究顯示，常喝含檸檬汁的飲料可提高尿中的檸檬酸酯含量，該化學物質能預防尿中的礦物質在腎內形成結晶體，也就是腎結石。

胃

胃是消化道中最膨大的部分，位於腹腔的左上部，是食物暫時停留和消化的場所。胃的形狀隨其內容物的多少而改變，充滿食物時略呈鉤狀，飢餓時可縮成管狀。

養胃八祕訣

胃是人體重要的消化器官。如果胃沒有病，就能保持正常的生理功能，依照人體的需要而正常蠕動，分泌胃液以消化食物，進而使人體得到營養素，達成養生保健作用。養胃可從以下幾方面入手。

（1）定時定量

要做到每餐食量適度，每日三餐定時，到了規定時間，不管肚子餓還是不餓，都應主動進食，避免過餓或過飽，使胃保持規律的活動。

（2）食溫適宜

飲食的溫度應以「不燙不涼」為原則，過燙過冷的食物進入胃部之後，都會刺激胃黏膜引起胃病。

（3）細嚼慢嚥

對食物充分咀嚼，可使食物盡可能變「細」，以減輕胃的工作負擔。咀嚼的次數愈多，隨之分泌的唾液也愈多，越有利於保護胃黏膜。

（4）飲水擇時

最佳的飲水時間是早晨起床空腹時及每次進餐前一小時，餐後立即飲水會稀釋胃液，湯泡飯也會影響食物的消化。

（5）注意防寒

胃冷會使身體活動減緩萎縮，故要保持胃部的溫度，不要受寒。

（6）避免刺激

不吸菸，因為吸菸會使胃部血管收縮，影響胃壁細胞的血液供應，使胃黏膜抵抗力降低而誘發胃病。同時，應少飲酒、少吃辣椒、胡椒等。

（7）心情舒暢

人的情緒與胃部健康息息相關，因此，要保持情緒穩定和心情愉快。

（8）補充維生素 C

維生素 C 對胃有保護作用，胃液中保持正常的維生素 C 量，可有效地發揮胃的功能，保護胃部和增強胃的抗癌能力。因此，要多吃富含維生素 C 的蔬菜和水果。

▲你知道嗎？木瓜可以養胃，但是對於胃酸較多的人，不宜食用太多。而且，胃喜燥惡寒，除了冰的東西不宜多食外，其他寒涼的食物也不宜多食。

胃痛的自療方法

反覆胃痛，必須立即去醫院就診，以免貽誤病情。下面介紹一些緩解、消除胃痛的方法：

（1）臥床休息

如果感覺胃痛，可臥床休息。但須注意，切忌平躺，否則會加重胃痛。較好的方法是呈傾斜狀，如將頭部墊高十五至二十公分，如此可緩解胃痛。

（2）精神養護

精神原因，如生氣、緊張、壓力過大等是引發胃痛的一大禍首。因此，必須努力放鬆身心，避免不良因素的刺激，如此可令體內失去的平衡再度恢復正常。

（3）注意飲食

必須注意飲食，按時進食，勿過餓過飽或過冷過熱，如果胃痛嚴重或伴有嘔吐，應暫時停止進食。胃痛緩解後，逐漸進半流質食物或軟食，少量多餐，切忌菸、酒、辛辣、油膩、生冷、硬固等食物。

（4）密切觀察

密切觀察全身情況，如劇烈胃痛突然減輕而出現臉色蒼白、冷汗、血壓下降、脈細弱者，均應立即就醫。此外，一些藥物會加重胃灼熱感，包括一些鎮定劑，服藥應按醫囑。

▲你知道嗎？胃痛不必過於緊張，胃痛常常並不是由疾病引起的。引發胃病最常見的原因有：暴飲暴食、精神原因，如生氣、緊張、壓力過大等。

食鹽過多易患胃癌

過鹹食物是胃癌發病的高危險因素之一。科學家研究發現，愛吃過鹹食物的人，罹患胃癌的危險是其他人的二倍。

· 過鹹飲食

研究人員對約四萬名男性和女性的食物結構及身體狀況進行了分析研究，發現那些經常吃過鹹食物的人，最容易罹患胃癌。

人在吃入過量的高鹽食物後，胃內容物滲透壓增高，這對胃黏膜會造成直接損害。動物實驗證實，當給大白鼠餵一二％至二〇％濃度的食鹽水後，鼠的胃黏膜發生了廣泛瀰漫性充血、水腫、糜爛、出血和壞死。

· 高鹽食物令胃黏膜充血糜爛

高鹽食物還會抑制前列腺素 E 的合成，而前列腺素 E 會提高胃黏膜抵抗力，這樣就使胃黏膜易受損害而罹患胃炎或潰瘍。

· 高鹽食物中含大量硝酸鹽

同時，高鹽及鹽漬食物中含有大量的硝酸鹽，容易形成具有極強致癌作用的亞硝酸胺。

因此，日常進食宜清淡，每日攝入的食鹽量應控制在五至六克，最多不能超過十克。牛奶對人體胃黏膜能起保護作用，牛奶中的磷脂能在胃黏膜的表面形成一層很薄的疏水層，既能抵抗外來物質對胃黏膜的損害，又能促進潰瘍病灶癒合。

慢性胃炎的早期信號

慢性胃炎是指由於不同病因引起的各種慢性胃黏膜炎性病變。此病較為常見，病程較長，症狀持續或反覆發作。一般認為是由於不合理的飲食以及長期抽菸、飲酒所致。部分是由於急性胃炎轉化而成。患慢性胃炎有如下早期信號：

（1）上腹疼痛

疼痛無節律，不劇烈，隱隱作痛，尤其在餐後疼痛明顯。

（2）消化不良

對稍微粗糙的食物耐受力低，食用後會出現不同程度的腹脹、腹痛，吃飯易飽，少許進食便覺腹部飽脹，並常有噯氣、厭食、噁心的感覺。有時因消化不良而出現腸道反應，表現為腹瀉。

（3）面色異常

患者因飲食不調，常導致貧血，所以面色發白，口唇發青。

（4）指甲異常

指甲發暗或呈黃色和淺黑色，說明消化系統有毛病。

根據不同的早期信號盡快找出病因或誘發因素，並戒除菸、酒，不吃刺激性強的食物，及時治療口腔和咽部的慢性感染。症狀明顯的患者應臥床休息，生活、工作應有較強的規律性，避免情緒緊張和過度疲勞，加強營養，合理飲食，確診後應進行長期耐心的治療。

▲你知道嗎？胃是人體的一個「給養倉庫」，胃部的食物只有及時地消化、分解、吸收，人體的其他臟器才能得到充足的養分，身體才能健康，精力才會充沛。

節後養胃須知

過節期間連續數天大魚大肉，我們的腸胃已經開始拉警報了。為此，醫學專家提醒，長假過後，你的腸胃可能需要「清洗」了。以下便是醫學專家提供的節後養胃良方：

（1）清淡食物配粗糧

專家建議，節後幾天的主食要以穀類粗糧為主，可以適量增加玉米、燕麥等成分，要注意增加深色或綠色蔬菜的比例。同時，多喝粥和湯，比如新

鮮的深綠色蔬菜、小米粥、麵條湯、疙瘩湯等，不妨配點鹹菜，這些湯湯水水都具有良好的「清火」作用，讓已經「不堪重負」的胃腸道好好休息調整。

（2）多喝開水解油膩

節日裡，每頓飯菜都少不了油膩，所以，大部分人都會出現脂肪攝取量過高的情況。利用二、三天時間，減少精製米、麵、糖果、糕點類的攝取，強迫自己多喝開水，這樣可以加速胃腸道的新陳代謝，減輕大量肉類食物和酒對肝臟的危害。

（3）綠色蔬菜補充纖維

每天暴飲暴食，吃得很多很飽，自以為補充了身體所需的各種營養成分，其實不然，很多膳食纖維都在你的大魚大肉中流失了。專家提醒，節後要特別注意膳食纖維的補充。膳食纖維之所以容易不足，是因為攝取的新鮮蔬果不足，再加上節日期間運動量減少，會出現便祕或排泄不順的情況，所以要多吃新鮮的蔬菜，少吃肉，以補充足夠的纖維素。

▲你知道嗎？養胃要戒菸、戒酒。吸食菸酒都會刺激胃酸分泌，減少血液供應，降低腸胃消化功能，使胃黏膜受到損害。

胃癌的早期信號

據統計，胃癌發病率約占中國全部腫瘤的四分之一，居第一位，全中國每年死於胃癌的患者已超過三十一萬人。

早期胃癌多無明顯症狀，待患者自行就診時多數已屬中晚期，所以非常有必要靠健康教育和普查來提高早期胃癌的發現率，以期早期治療。根據國內外專家和臨床醫生的經驗，出現以下臨床症狀時應引起人們的高度警覺：

‧胃部疼痛

多數胃癌患者發病初期都有胃部疼痛症狀，開始僅僅感到上腹部不適或有膨脹沉重感，有時心窩部隱隱作痛，常被誤認為是胃炎或潰瘍病並加以治療，症狀可能暫時緩解。如病變發生在胃竇部，會發生十二指腸功能改變，出現節律性疼痛，類似潰瘍病的症狀，常被忽視，直到病情發展出現持續性

疼痛甚至出現黑便或嘔血時才被注意,而此時往往已到癌症晚期而喪失治癒機會。因此,人們必須警惕胃部疼痛這一常見又無特殊性的胃癌早期信號,及時就醫。

· 食慾減退、消瘦、乏力

這也是一組常見而又缺乏特異性的胃癌早期信號。食慾減退可能是胃癌的早期症狀,且不伴隨胃部疼痛的症狀,若與胃痛症狀同時出現並可以排除肝炎時,尤應引起重視。有些患者因在進食後出現腹脹、噯氣而自動限制日常飲食,致使體重下降而消瘦、乏力。

· 噁心、嘔吐

胃癌的早期症狀可出現食後飽脹感並伴有輕度噁心。賁門部腫瘤開始會出現進食不順,逐步發展為吞嚥困難和食物返流。胃寶癌進一步發展會因幽門梗阻而出現嘔吐。

· 便血

此症狀會在胃癌早期出現,小量胃內出血的表現是大便潛血陽性,出血量多時可出現嘔血和黑便。凡無胃病疾患的老年人,一旦出現黑便更應警惕胃癌的可能。

此外,腹瀉、便祕、胃下部不適、捫壓上腹有深壓痛及輕度肌緊張,也可視為胃癌的早期信號。

▲你知道嗎?胃癌是源自胃黏膜上皮細胞的惡性腫瘤,占胃惡性腫瘤的九五%。胃癌在中國發病率很高,死亡率占惡性腫瘤的第一位,男性高於女性,男女比例約為三比一,發病年齡高峰為五十至六十歲。

胃下垂患者的飲食調理六原則

胃下垂是胃體下降至生理最低線以下的位置,多因長期飲食失調,或勞累過度,致中氣下降,升降失常所致。以下是胃下垂患者的飲食調理六原則:

（1）少量多餐

胃下垂患者消化功能減弱，過多的食物入胃，必然會滯留於胃，所以飲食調理第一要求便是每次用餐量宜少，但次數可增加，每日四至六餐為宜。

（2）細嚼慢嚥

胃下垂患者的胃蠕動緩慢，如果狼吞虎嚥，食物就會填在胃中，所以用餐速度要相對緩慢些。另外，口腔對食物的咀嚼過程還會反射性刺激胃的蠕動，增加胃壁張力。

（3）食物細軟

質地偏硬的食物進入胃內不易消化，還可能損害胃黏膜而導致胃炎發生。因此，平時所吃的食物應細軟、清淡、易消化。

（4）營養均衡

胃下垂患者要注意飲食中脂肪要偏低一點，因為脂肪，特別是動物性脂肪，在胃內排空最慢，食用過多無疑會加重胃的負擔。而蛋白質食物應略有增加。

（5）少些刺激

刺激性強的食物如辣椒、薑、過量酒精、咖啡、可樂及濃茶等，會使胃下垂患者的反酸、燒心症狀加重，因此這些食物應盡量少吃少喝。

（6）防止便祕

胃下垂患者因胃腸蠕動比較緩慢，容易發生便祕，而便祕又會加重胃下垂。所以，患者應特別注意防止便祕，日常飲食中多調配些瓜果蔬菜。如果已出現便祕，可在清晨喝杯淡鹽水，睡前喝杯蜂蜜，以緩解和消除便祕。

▲你知道嗎？婦女產後腹壓突然下降，或瘦長體型、患慢性消耗性疾病以及長期從事站立工作或臥床少動的人，容易患胃下垂。

預防胃病八戒

專家提醒，預防胃病要在生活中注意以下八戒：

（1）長期精神緊張

長期精神緊張會透過大腦皮層影響自律神經系統，使胃黏膜血管收縮，胃功能紊亂，胃酸和胃蛋白酶分泌過多，導致胃炎和潰瘍發生。臨床所見長期緊張、焦慮和精神抑鬱者，胃潰瘍和十二指腸潰瘍的發病率明顯增高。

（2）飲食飢飽不均

飢飽不均對胃有很大的傷害，飢餓時胃中空空，胃黏膜分泌的胃酸和胃蛋白酶很容易傷害胃壁，導致急、慢性胃炎或潰瘍發生。暴飲暴食會使胃壁過度擴張，食物在胃中停留時間過長，這也容易造成急、慢性胃炎或潰瘍，甚至發生急性胃擴張、胃穿孔。

（3）酗酒無度

酒精會使胃黏膜發生充血水腫、甚至糜爛出血而形成潰瘍。長期飲酒還會損害肝臟，引起酒精性肝硬化，胰腺炎的發生也與酗酒有關，這些損害反過來又會加重對胃的傷害。

（4）嗜菸成癖

吸菸會引起胃黏膜血管收縮，使胃黏膜中的前列腺素合成減少，前列腺素是一種胃黏膜保護因子，它的減少會使胃黏膜受到傷害。吸菸又會刺激胃酸和胃蛋白酶的分泌，所以嗜菸成癖是引起各種胃病的重要誘因。

（5）過度勞累

無論從事體力勞動還是腦力勞動，都不能過度勞累，否則就會引起消化器官供血不足，胃黏膜分泌失調，進而導致種種胃病發生。

(6) 濃茶咖啡

濃茶和咖啡都是中樞興奮劑，能透過神經反射以及直接的影響，使胃黏膜發生充血、分泌功能失調、黏膜屏障破壞，導致潰瘍病發生。另外，對胃刺激性強的食物要注意適量食用。

(7) 進食狼吞虎嚥

細嚼慢嚥有利於食物的消化，進食時狼吞虎嚥，食物未經充分咀嚼，勢必增加胃的負擔。研究還發現，細嚼慢嚥時唾液分泌增多，有保護胃黏膜的作用，可避免不良刺激物對胃黏膜的損害。

(8) 睡前進食

睡前進食不僅影響睡眠，而且會刺激胃酸分泌，容易誘發潰瘍。

▲你知道嗎？俗話說，胃病「三分治七分養」。胃病是一種慢性病，不可能在短期內完全治癒，治胃病的良方就是靠「養」，即養成良好的生活習慣。

▌脾

脾位於人體左上腹，是人體最大的淋巴器官，它由大量的淋巴細胞組成。脾呈卵圓形，暗紅毛，質軟而脆，打擊易破。成人脾重一百至二百克。

脾的功能

脾大致有以下五種功能：

(1) 造血

胚胎期可產生各種血細胞，出生後僅產生淋巴細胞和單核細胞。當骨髓造血功能減退或衰竭時，脾能恢復全面的造血功能。

(2) 濾血

脾竇壁內外的巨噬細胞吞噬血液中的異物、病菌、衰老或異常的紅血球及血小板，是衰老紅血球及血小板被清除的主要場所。

（3）貯血

脾有豐富的血竇，可儲存一定量的血液，在身體劇烈運動或爬山或突然失血時，脾的平滑肌收縮，放出儲存血液以補充人體的需要。正常人的脾臟體積小，貯血量不大，估計僅為二十毫升左右。但當脾臟顯著腫大時，其貯血量增加，甚至可達全身血量的二○％，對全身血流量起調節作用。

（4）紅血球的「修整」結構

新生的紅血球中常有鐵顆粒、血紅素沉澱物、DNA 碎片與殘餘細胞核等包涵物，當經脾竇時，巨噬細胞可自紅血球中「取」出包涵物，而細胞膜仍保持完整。

（5）免疫功能

脾是人體最大的淋巴組織。在感染、變態反應及自身免疫性疾病時，人體所產生的抗體，一部分即來自於脾臟。實驗動物及兒童切除脾臟後，易發生感染，引發腦膜炎、急性心肌炎或急性心內膜炎，死亡率很高。由此說明脾與抗感染免疫功能密切相關。

▲你知道嗎？正常的脾臟通常摸不到，如在左肋緣下摸到，均表示脾腫大。引起脾腫大的原因很多，如血吸蟲病、慢性肝炎、黑熱病、傷寒、瘧疾、門靜脈高血壓、白血病、惡性淋巴瘤、全身性紅斑性狼瘡等。

養脾四法

以下是養脾的四種方法，專家提醒，如果能交替使用，非常有益。

（1）醒脾

取生蒜泥十克，以糖醋少許拌食，不僅有醒脾健胃之功，而且還可以預防腸道疾病。也可常取山楂條二十克、生薑絲五十克，以糖、醋少許拌食，有開胃健脾之功。

（2）健脾

選用各種藥粥健脾袪濕，如蓮子、白扁豆、薏仁米煮粥食，或銀耳、百合、糯米煮粥食，或山藥、土茯苓、炒焦粳米煮粥食。

（3）護脾養脾

老年人宜常按摩腹部，可仰臥於床，以臍為中心，沿順時針方向用手掌旋轉按摩二十次。同時，散步亦能養脾健胃，可使食慾增加、氣血暢通。

（4）暖脾

因食生冷過多，容易寒積脾胃，影響日後的消化功能。此時可用較厚的紗布袋，內裝炒熱的食鹽一百克，置於臍上三橫指處，有溫中散寒止痛之功。

▲你知道嗎？夏天人體消耗較大，需要加強脾的「工作」才能不斷地從食物中吸收營養，維持人體健康。同時，夏天人們大量喝冷飲，易損傷脾胃。因此，專家提醒，夏季養脾很重要。

健腎補脾吃板栗

板栗，俗稱栗子，是中國特產，素有「乾果之王」的美譽。據試驗驗證，栗子中含糖和澱粉高達七〇‧一％，蛋白質七％。此外，還含有脂肪、鈣、磷、鐵和多種維生素，特別是維生素 C、維生素 B 和胡蘿蔔素的含量較一般乾果都高。

生食或熟食栗子都有治療腰腿軟弱無力、小便頻繁、反胃、便血、慢性淋巴結炎和頸淋巴結核以及因脾胃虛寒引起的慢性腹瀉或因腎虛引起的久婚不育等疾病。用風乾的栗子殼燒成炭再碾成粉狀，加蜂蜜調和後用水沖服可治內痔出血。還有用栗子殼與夏枯草、丹蔘配合治療急性頸淋巴結炎和甲狀腺腫大。

栗子最能補脾健腎、活血止血，適用於脾胃虛寒引起的慢性腹瀉及腎虛所致的腰酸膝軟、腰肢不遂、小便頻繁以及金瘡、骨傷腫痛等症。用板栗五十克、粳米一百克煮成的栗子粥老少皆宜，既能與粳米一起健運脾胃，增

進食慾，又能補腎強筋骨，尤其適合老年人機能退化所致的胃部不適、腰膝痠軟無力、步履蹣跚者服食。

雖然古人稱頌「果中栗最有益」，但板栗由於生食難消化、熟食又易滯氣，故不宜一次吃得太多，多吃則易傷脾胃，吃時要細細嚼碎，待口感無渣時一點一點嚥下去，才能發揮功效。由於栗子所含的醣類較高，因此，在吃栗子進補時，要避免吃得太多，尤其是糖尿病患者，以免影響血糖的穩定。

▲你知道嗎？中醫學認為，栗子味甘性溫，無毒，有「益氣補脾，厚腸胃，補腎強筋，活血止血」的作用。

脾臟受傷有什麼後果

成人脾臟位於腹腔左上深處，被第九至十一肋覆蓋，有胸廓、肌肉和背部的保護。但由於其質地軟而脆，當腹部尤其是左上腹受外力傷害時，極容易發生破裂，是閉合性腹部損傷中最常見的一種類型。

當外力作用於腹部時，如果脾臟包膜和實質都發生破裂，就會引起急性大出血，搶救不及時常會危及病人的生命。如果受傷時脾包膜未破，血液積於包膜下，傷者可無明顯的內出血表現。但隨著包膜下血液越積越多，常常在一週左右撐破包膜而出現明顯的內出血症狀，如劇烈的腹痛、煩躁不安、心慌氣短、口渴、臉色蒼白，隨著失血量增加，病人會出現昏迷休克而危及生命。

▲你知道嗎？專家提醒，脾臟是人體最易受損的實質性臟器之一，腹部鈍挫傷脾破裂占內臟器傷的第一名。

脾切除後的影響

脾切除後人體免疫反應受損，免疫球蛋白與補體功能不足，影響調理作用，致巨噬細胞及多核白血球移動緩慢，對肺炎鏈球菌等吞噬能力減弱，所以，對脾損傷的治療，目前國內外已開始採用脾修補、脾部分切除及脾移植等盡可能保留脾臟的手術。

很早就有人提出，脾切除術後發生的全身性感染的危險性，促使人們重新認識脾臟的生理功能，尤其是免疫功能。現在人們已明確脾臟是人體中有著重要功能的器官，不可以隨便切除，所以通常醫生都將切除脾臟列為最後選擇。

簡單來說，脾臟具有儲血、調節門脈系統壓力等作用，血液中許多物質都是透過脾臟處理的。也就是說，脾臟是全身血液的過濾器，可清除混入血液中的病原體及自身衰退的細胞；脾臟也是各種免疫細胞居住、增殖並進行免疫反應及產生免疫效應物質（如抗體等）的重要基地；脾臟還產生免疫活性細胞而發揮免疫作用，如巨噬細胞、T細胞等。T細胞對腫瘤細胞具有免疫作用，脾臟是產生T細胞的唯一器官，所以切脾後極易發生腫瘤。

脾切除為不得已而為之。脾切除後人體免疫功能下降，增加了易感染性，易發生急性暴發性敗血症和腦膜炎。嬰幼兒脾切除後更易發生感染性併發症。

脾不好者的保健良方

脾不好者該如何保健呢？專家提醒，脾不好者最好的保健方法是食療。脾不好者宜吃以下食物：

·粳米：性平，味甘，有補脾益氣之功。《食鑒本草》即有記載：「粳米，皆能補脾，益五臟，壯氣力，止泄痢，唯粳米之功為第一。」

·糯米：性溫，味甘，有補脾益氣的作用，脾虛者宜用之煮粥服食。孫思邈說：「糯米，脾病宜食，益氣止泄。」

·鍋巴：性平。《本草綱目》中說它「補氣，運脾，消食，止泄瀉」。凡脾虛不運、飲食不香，或食不消化，或脾虛久瀉者最宜食用。

·西谷米：白淨滑糯，營養豐富。性溫，味甘，能溫中補脾，凡脾胃虛弱、消化不良者，食之頗宜。

·蕃薯：性平，味甘，有補脾和血、益氣通便的作用。《本草綱目》認為蕃薯能「補中，暖胃，肥五臟」。脾虛之人，可用蕃薯當主糧，常食之。

· 飯豇豆：性平，味甘，能健補脾胃，對脾胃虛弱、食少便瀉，或婦女脾虛者，食之最宜。除通常炒食外，還可與粳米煮飯或煮粥食用。

· 白扁豆：性平，味甘，能補脾胃虛弱。《本草綱目》中說：「白扁豆其性溫平，得乎中和，脾之谷也。止泄瀉，暖脾胃。」

· 牛肉：凡久病脾虛、中氣下陷、氣短乏力、大便泄瀉、脾虛浮腫之人，宜用牛肉燉汁服食，或用牛肉適量與稻米煮粥調料進服，這對脾胃虛弱的恢復，大有裨益。

· 牛肚：性平，味甘，也能補虛養脾胃。《日用本草》中有「牛肚和中，益脾胃」。

· 鯽魚：性平，味甘，入脾胃大腸經，有健脾養胃作用，故脾胃虛弱者宜食。

· 鱸魚：性平，味甘，能補益脾胃。《神農本草經疏》說得好：「鱸魚，味甘性平與脾胃相宜。脾胃有病，則五臟無所滋養，脾虛則水氣泛濫，益脾胃則諸症自除。」脾胃虛弱者宜常食之。

· 大棗：性溫，味甘，有補脾胃、益氣血的作用。李時珍稱：「棗為脾之果，脾病宜食之。」對脾虛便溏、胃弱食少、氣血不足之人，最宜經常服用大棗。

· 櫻桃：性溫，味甘，能補脾益氣。《名醫別錄》中有：「櫻桃主調中，益脾氣。」凡脾氣虛弱者宜食。

· 蓮子肉：性平，味甘澀，有補脾胃之功。李時珍認為：「蓮之味甘，氣溫而性澀，稟清芳之氣，得稼穡之味，乃脾之果也。」所以，對脾虛之人久痢虛瀉，婦女白帶清稀頻多者，最宜食之。

脾虛之人還宜服食山藥、高粱、青稞、蠶豆、羊肚、雞肉、青魚、鱔魚、烏魚、鯦魚、白魚、銀魚、鱖魚、白木耳、花生、黃耆、紫河車、白朮、甘草等。

▌胰

胰由外分泌和內分泌兩部分結構組成，是人體重要的消化腺。胰液（外分泌）含有多種消化酶，有分解消化蛋白質、醣類和脂肪的作用。胰島（內分泌），散在於胰實質內，胰尾較多，主要分泌胰島素，參與調節糖代謝。

胰液是人體重要的消化液

胰位於左腹中部，能分泌胰液，它是一種消化力極強且極重要的消化液。正常人每天可分泌胰液一至二公升，它是無色無味，呈弱鹼性（pH 七點八至八點四）的液體。胰液富含碳酸氫鹽及胰澱粉酶、胰脂肪酶、胰蛋白酶和胰凝乳蛋白酶。胰腺分泌的胰液由導管排入十二指腸幫助消化。

胰液是腸黏膜的「保護神」。胰液中的碳酸氫鹽能中和隨食物排到小腸中的強酸——胃酸，使腸黏膜免遭強酸的侵蝕，有保護小腸黏膜的完整性及消化吸收的能力。

胰液能為小腸內的消化酶提供適宜的工作環境。小腸內的許多消化酶需要適宜的工作環境——弱鹼性（pH 七至八）才能正常工作。弱鹼性的胰液能中和強酸性的胃液，使小腸中的許多消化酶更好地發揮消化吸收的功能。

胰液是「強力消化劑」。胰液中有許多消化酶，其消化力極強，能使澱粉、脂肪、蛋白質等營養物質完全消化。如胰澱粉酶可分解澱粉為麥芽糖；胰脂肪酶能將脂肪分解為可被人體吸收的甘油和脂肪酸；胰蛋白酶和胰凝乳蛋白酶能將蛋白質分解為小分子多肽和胺基酸，有利於小腸吸收。

胰腺是體內重要的消化腺，如果胰腺分泌胰液過少或缺乏，將會出現消化不良，尤其是食物中的脂肪和蛋白質無法被完全消化吸收。

胰島是調節血糖濃度的器官

人體血液中葡萄糖的正常濃度範圍應該是〇 · 〇八％至〇 · 一二％之間，低於此下限叫低血糖，輕度症狀表現為有飢餓感，嚴重的症狀表現為心悸、冒冷汗，甚至休克；高於正常值的上限則為高血糖，高血糖會造成糖尿病，吃多、喝多、尿多、消瘦，嚴重的會失明、酮酸中毒，以致死亡。

胰島就是調節血糖濃度的內分泌器官。

嚴格來說，胰島還算不上是一個器官，它只是一些散布在胰腺腺泡之間的細胞群，總數約為一百至二百萬個。目前已經研究出，胰島細胞的種類共有四類，其中最重要的是 α 細胞和 β 細胞。β 細胞占胰島細胞的四分之三，它分泌一種由兩條鍵共五十一個胺基酸組成的蛋白質——胰島素。

胰島素的作用是促使葡萄糖快速進入身體的各細胞，促進葡萄糖的「活化」，使它們更容易地被分解或合成糖原。胰島素的另一個作用是加速脂肪的合成，它是蛋白質合成所不可缺少的一種激素。當這一切生理作用發生的時候，血糖就降低了。

α 細胞約占胰島細胞的五分之一，它分泌一種含有二十九個胺基酸的單鏈多肽，叫昇糖素，昇糖素的作用正好與胰島素的作用相反，它可以促進血糖的升高。

胰島細胞能夠很敏感地「感知」人體內血糖濃度的變化，進而調節自己的分泌量。它們還受一些激素的直接影響，例如胰島素和昇糖素就能互相刺激對方的分泌，以保持血糖濃度的相對穩定。另外，自律神經還直接調節著它們的分泌：交感神經興奮，胰島素分泌受到抑制，促進昇糖素的分泌，使體內血糖濃度升高。副交感神經興奮，改變了二者的分泌比例，進而降低了血糖。

胰是一個狹長形的腺體，全長十四至二十公分，胰體略呈三棱形，質地柔軟，呈灰紅色，重量為八十點八四至一一六點五八克，橫臥於腹後壁，約平第一至二腰椎，分頭、體、尾三部，各部無明顯界限。

糖尿病的防治

糖尿病是指人體內胰島素的絕對或相對不足，引起糖、脂肪、蛋白質代謝紊亂，出現以血糖增高為主的一種全身性慢性疾病。

經濟的飛速發展使人們生活條件不斷改善，許多人的飲食中攝取的熱量越來越多，完善周到的設施又使人們的運動量越來越少，這些都是導致糖尿病的原因。

專家提醒，合理的飲食習慣、科學的運動方法及積極的心理狀態是防治糖尿病的三大因素。

·合理的飲食習慣

首先須確定每日攝取的熱量。熱量來源不僅僅是主食，還包括點心、飲料，一天吃的喝的全部能量都應該計算在內。每人每天所需熱量因年齡、性別、工作不同而有所差異。

對於運動量較少的中老年人，每日攝取的卡路里須嚴格控制在低水準。

家庭主婦的勞動屬於輕體力勞動，每日所需熱量為一千四百至一千六百八十大卡，具體還須結合身體狀況而定。

定下一天所需總熱量後，即可搭配相應的食物配料。食物大致可分為以下四大類：

以糖為主要成分的食品（穀類、薯類）。

以蛋白質為主要成分的食品（魚、肉類、奶製品、蛋、大豆）。

以脂肪為主要成分的食品（奶油、植物油）。

以維生素和礦物質為主要成分的食品（蔬菜、海藻、蕈類）。

一定量的糖質、蛋白質、脂肪、維生素和礦物質，是維持人體健康的重要營養成分。良好的飲食習慣不單單指卡路里總量的滿足，更強調這些營養成分的均衡搭配。其實，只要注意營養均衡，普通的家常膳食足以滿足人體健康的需要。

· 堅持鍛鍊

隨著現代社會交通工具的發展與普及，以車代步的人們越來越缺乏運動，以致於社會越發達糖尿病患者越多，這也從另一方面證明了運動對人體健康的重要性。

運動促進血液循環，促進肌肉對糖的吸收利用。運動持續十分鐘以上時，肌肉細胞內的糖原幾乎耗盡，開始消耗血液中的葡萄糖和游離脂肪酸。隨著運動時間的繼續延長，體內消耗的能量來源逐漸轉向脂肪。因此每天三十分鐘以上的運動，有助於降低血糖、減少皮下脂肪，進而避免肥胖。

運動關鍵在於長期堅持，例如做體操、大踏步走等都是簡單有效的鍛鍊方法。如果是上班族，可以利用上下班少坐一站公車，而代之以步行。注意一定要大踏步地快速走，以微微出汗為宜。游泳也是很好的運動方式，或者參加健身俱樂部，跳跳健身操，打打球，換著花樣活動四肢，既鍛鍊了身體又增添了樂趣。

· 控制不良情緒

不良情緒也是導致糖尿病的一個重要原因。

人的情緒主要受大腦邊緣系統的調節，大腦邊緣系統同時又調節內分泌和自律神經的功能，因此心理因素可透過大腦邊緣系統和自律神經影響胰島素的分泌。

當人處於緊張、焦慮、恐懼或受驚嚇等狀態時，交感神經的興奮將抑制胰島素的分泌；同時，交感神經還將作用於腎上腺髓質，使腎上腺素的分泌增加，間接地抑制胰島素的分泌、釋放。如果這種不良心理因素長期存在，則可能引起胰島 β 細胞的功能障礙，使胰島素分泌不足的傾向性最終被固定下來，進而導致糖尿病。

但是，並不是所有人都會因不良情緒和精神因素而誘發糖尿病，不良精神因素對胰島素分泌的影響主要限於中老年人，多因該年齡段患者的內分泌功能減退，胰島 β 細胞數量逐漸減少，功能下降，因而不良心理最容易使中老年人發生糖尿病。也不是說一般的情緒不良就會導致糖尿病，只有強烈的

刺激，而且反覆、持久地作用於身體，同時身體的胰島 β 細胞及使血糖升高的其他內分泌腺對上述刺激又特別敏感時，才可能誘發糖尿病。

因此，作為糖尿病的易發人群——中老年人，應當把控制不良情緒，作為預防糖尿病和其他疾病的一個重要手段。

▲你知道嗎？據世界衛生組織最新統計，全世界糖尿病患者約一億二千五百萬人，平均每分鐘就有六人因糖尿病死去，糖尿病造成的死亡，已居當今世界死亡原因的第五位。

注意飲食讓胰腺健康

胰腺炎重在預防，不論是初次的急性發作，還是慢性胰腺炎的急性發作，均應該加以預防。預防的主要環節就在於注意飲食：

不能酗酒，飲酒要適量；

不能吃得太飽，不能吃得太油膩，晚上應特別注意；

已有慢性胰腺炎的人，即使在平時也要少量多餐。每天吃四至六餐，每餐的量減少，戒油膩，戒菸酒。

那麼，已經發作了怎麼辦？急性發作時，應該馬上看急診。根據醫生囑咐，通常都應禁食，不要吃東西，病情控制後再逐步恢復飲食。通常先開始吃些米湯、沒有油的菜湯和一些水果汁、藕粉之類。吃了以後，沒有什麼問題發生，再吃些粥、豆腐、沒有油的菜泥。

通常急性發作之後，要有二至四個星期的時間禁止吃油膩的食品，蛋白質的量也要有所控制，不能太多，例如一天最多吃一個雞蛋，還要把蛋黃去掉，然後，再逐步恢復正常飲食。專家提醒，即使恢復正常飲食，也要以吃低脂的食品為主，例如豆製品、魚、蝦、蛋以及一些瘦肉。最好終身戒菸和酒，防止再度發作。原有慢性胰腺炎和膽囊炎的人也應如此，忌動物油、忌油炸食品。

怎樣預防急性胰腺炎

急性胰腺炎是一種相當嚴重的疾病，急性出血壞死性胰腺炎尤為凶險，發病急遽，死亡率高。那麼，這種病可不可以預防呢？一般來說，要想預防某種疾病就必須知道引起該種疾病的原因，再針對其發病原因進行預防。可惜的是到目前為止，對於引起急性胰腺炎的原因還未完全弄清。但已知其發病主要是由於胰液逆流和胰酶損害胰腺，有某些因素與發病有關，可以針對這些因素進行預防。

（1）膽道疾病

預防首先在於避免或消除膽道疾病。例如，預防腸道蛔蟲，及時治療膽道結石以及避免引起膽道疾病急性發作，都是避免引起急性胰腺炎的重要措施。

（2）酗酒

酗酒的人由於慢性酒精中毒和營養不良導致肝、胰等器官受到損害，抗感染的能力下降。在此基礎上，可因一次酗酒而致急性胰腺炎，所以不要大量飲酒也是預防方法之一。

（3）暴飲暴食

暴飲暴食會導致胃腸功能紊亂，使腸道的正常活動及排空發生障礙，阻礙膽汁和胰液的正常引流，引起胰腺炎。所以，不可暴飲暴食。

（4）上腹損害或手術

內視鏡逆行性胰膽管攝影也會引起急性胰腺炎，此時醫生和病人都要多加警覺。

（5）其他

如感染、糖尿病、不良情緒及一些藥物都會引起胰腺炎。還有一些不明原因所致的急性胰腺炎，對於這些預防起來就很困難了。

▲你知道嗎？罹患急性胰腺炎，輕者有胰腺水腫，表現為腹痛、噁心、嘔吐等。重者胰腺發生壞死或出血，會出現休克和腹膜炎，病情凶險。本病好發年齡為二十至五十歲，女性較男性多見。

如何早期發現胰腺癌

胰腺位於腹腔深部，胰腺癌早期症狀不太明顯，比較突出的有三種症狀：

（1）厭食，消化不良及體重下降。

（2）腹部不適或疼痛，約有半數患者以腹痛為首發症狀，約有二〇％的病人腹痛會放射到背部、左肩部，疼痛在仰臥時加劇，坐立、彎腰、側臥、屈膝時減輕。

（3）黃疸，表現為皮膚及鞏膜發黃。

上面講的是一般症狀，胰腺癌的症狀表現還隨發生部位的不同而有所差異。胰頭癌由於容易壓迫膽總管，阻塞膽汁排泌，使膽汁滲入血液，最容易引起黃疸、肝臟腫大，以及大便顏色變淺，呈白陶土樣，因此，胰頭癌相對來說更有可能在早期發現。

胰體癌症狀以疼痛為主，因為胰體與腹腔神經叢相鄰，病變容易侵及神經，疼痛為間歇性或持續性，夜間加重。胰尾癌症狀較隱匿，疼痛不多見，除一般的消瘦、乏力、厭食、消化不良外，有時表現為腹部整塊，容易被誤診為左腎疾病。

另外，胰腺癌的初期表現還可能有以下特點：

（1）發病多無明顯誘因。

（2）上腹不適的部位較深，範圍較廣，患者常不易用手指準確指出，而多在腹部劃一較大區域，或將手掌置於腹部比劃不適範圍。

（3）不適的性質通常較模糊，患者無法清楚地描述。

（4）不適與飲食的關係不一，有的初期感到飯後不適，隨後可能逐漸轉為持續存在，進食後加重，也有與飲食無關的。

（5）一般均不伴或少伴胃酸逆流，制酸劑的療效不顯著或不持久。

（6）無消化性潰瘍病那樣的週期性，更無季節性可言，卻有進行性加重現象，逐步轉為隱痛、脹痛和腰背痛。

（7）伴有乏力和逐漸消瘦。

雖然黃疸可以是胰腺癌的首發症狀，但往往並非初期症狀。

▲你知道嗎？胰腺癌是發生在胰腺上的惡性腫瘤，占全身惡性腫瘤的一％至二％，近年來有上升趨勢。患胰腺癌的男性多於女性，發生年齡多為四十至六十五歲。胰腺癌病因尚不十分明確，多與環境中致癌物質和慢性胰腺炎、慢性膽石症等有關。此外，情志抑鬱、嗜菸酒者的發病率較高。

▌膽囊

膽囊附著在肝臟的臟面，像一個葫蘆，有細小的管道和膽總管相通，主要作用是儲存、濃縮肝臟分泌的膽汁，透過調節膽道壓力和膽汁排放，協調肝膽與胃腸的功能，類似一個儲水池。

膽囊的功能

概括而言，膽囊具有如下功能：

（1）儲存

儲存膽汁是膽囊的主要功能，空腹時，膽囊舒張，膽汁進入膽囊。

（2）濃縮

膽囊壁吸收所儲膽汁中的水分和氯化物，可使膽汁濃縮六至十倍。

（3）分泌

膽囊壁每二十四小時分泌約二十毫升稠厚的黏液，除有保護膽囊的黏膜不受膽汁侵蝕外，尚有潤滑作用，有利於膽汁的排出。

（4）收縮

膽囊的收縮自膽囊底開始，逐漸移向膽囊管，進而使膽汁透過膽總管排入腸道。

▲你知道嗎？膽囊緊貼在肝下面的膽囊窩內，容積約三十至五十毫升，有膽囊管與膽總管相通。

膽結石的預防

飲食調控是預防膽石症最理想的方法。預防膽結石應注意飲食調節，膳食要多樣，此外，生冷、油膩、高蛋白、刺激性食物及烈酒等易助濕生熱，使膽汁淤積，也應該少食。

富含維生素 A 和維生素 C 的蔬菜和水果、魚類及海產類食物則有助於清膽利濕、溶解結石，應該多吃。

生活要有規律，注意勞逸結合，經常參加體育活動、按時吃早餐、避免發胖、減少妊娠次數等也是非常重要的預防措施。每晚喝一杯牛奶或早餐進食一個煎雞蛋，可以使膽囊定時收縮、排空，減少膽汁在膽囊中的停留時間。

最新研究發現，堅果的攝取能降低罹患膽結石的危險。健康飲食的脂肪來源，有大部分是來自於堅果類。

膽結石的預防：合理調整飲食結構，避免高脂、高膽固醇飲食；鍛鍊身體，提高身體抵抗力。

膽結石為何「重女輕男」

據美國醫學協會調查，女性患膽結石的機率是男性的一倍，那麼，膽結石為何「重女輕男」呢？

專家指出，造成膽結石「重女輕男」的主要原因可能有：

（1）喜靜少動

許多女性尤其是中年女性，往往待在家裡的時間多，運動和體力勞動少，時間久了其膽囊肌的收縮力必然下降，膽汁排空延遲，容易造成膽汁淤積，膽固醇結晶析出，為形成膽結石創造了條件。另外，由於女性身體中雌激素水平高，會影響肝內葡萄糖醛酸膽紅素的形成，使非結合膽紅素增高，而雌激素又影響膽囊排空，引起膽汁淤滯，促發結石形成。停經後用雌激素者，膽結石發病率明顯增多。

（2）體質肥胖

許多女性平時愛吃高脂肪、高糖類、高膽固醇的飲品或零食，這一嗜好的直接後果就是身體發福，而肥胖是罹患膽結石的重要基礎。研究顯示，體重超過正常標準一五％以上的人，膽結石發病率比正常人高五倍。四十歲以上體胖女性是膽結石好發族群，此時，女性雌激素會使得膽固醇更多地聚集在膽汁中。

（3）不吃早餐

現代女性中不吃早餐的恐怕要比吃早餐的多，而長期不吃早餐會使膽汁濃度增加，有利於細菌繁殖，容易造成膽結石形成。如果堅持吃早餐，可促進部分膽汁流出，降低一夜所貯存膽汁的黏稠度，降低罹患膽結石的危險。

（4）多次妊娠

女性在妊娠期間膽道功能容易出現紊亂，造成平滑肌收縮乏力，使膽囊內膽汁滯留，加上妊娠期血中膽固醇相對增高，容易發生沉澱，形成膽結石的機會則大大增加，而多產婦女發病率則更高。

（5）餐後零食

現在很多家庭可以見到這樣的情形，一家人吃完晚飯後，悠閒地坐在沙發上，邊吃零食邊聊天邊看電視。這種餐後坐著吃零食的習慣可能是中國膽結石發病率逐漸升高的原因之一。當人呈一種蜷曲姿勢時，腹腔內壓增大，

胃腸道蠕動受限，不利於食物的消化吸收和膽汁排泄，飯後久坐妨礙膽汁酸的吸收，致膽汁中膽固醇與膽汁酸比例失調，膽固醇易沉積下來。

（6）肝硬化者

這與肝硬化病人身體中對雌激素滅能作用降低有關，身體中雌激素滅能作用降低，則雌激素水平較高，加上肝硬化病膽囊收縮功能低下、膽囊排空不暢、膽道靜脈曲張、血中膽紅素升高等多種因素即會造成膽結石。

膽結石病人中，女性略比男性多，女性約占五七％，男性約占四三％。膽結石常與四個「F」有關，即 Fat（肥胖）、Female（女性）、Forty（四十歲）、Fertile（多子婦）。

養「膽」的飲食之道

膽道疾病與飲食有密切關係，所以養「膽」必須注意飲食之道：

（1）大量飲水

據統計，七〇％膽囊炎患者易併發膽囊結石，大量飲水既可稀釋膽汁使膽汁不易形成膽石，也可在膽汁代謝失衡，即膽石形成初期將膽石前期物質或小膽石沖刷入胃腸而排泄掉，防止膽結石發生。

（2）清淡飲食

少吃或最好不吃油炸食品、肉湯等，避免膽囊過度緊縮、膽汁分泌增加。

（3）食物要易消化

易消化的食物可減輕膽囊等消化器官的負擔，容易消化的食物有麵片、玉米粥、豆漿、蛋類、菠菜、小白菜等。

（4）定時進餐

餐間避免零食，以防止膽囊不斷受到刺激而增加膽囊收縮和膽汁分泌。

（5）飲食不宜過飽

以免膽囊過度收縮，使膽汁分泌增加。

▲你知道嗎？膽囊具有收縮和儲存膽汁的功能。平時肝臟分泌的膽汁先流入膽囊，透過黏膜吸收水分，使膽汁濃縮，並儲存起來。未濃縮的膽汁呈金黃色，濃縮後的膽汁呈綠色。進食時，膽囊收縮，膽汁經膽囊管、膽總管流入十二指腸內，協助脂肪消化。

膽囊炎患者不宜劇烈運動

專家提醒，經常發作的慢性膽囊炎患者不宜參加大運動量鍛鍊。因為，反覆發作的慢性膽囊炎常會導致以下兩種病理改變：一種是膽囊壁纖維化；另一種是合併膽石症，這兩種改變都會使膽囊對膽汁的濃縮功能減退，進而影響人體對脂肪及類脂質的乳化和吸收。加上反覆發作的慢性膽囊炎較難治癒，一旦飲食不注意，多吃了些脂類食品，就易引起舊病復發。

大量運動後身體過分疲勞是促使慢性膽囊炎急性發作的誘因之一。加上消耗增加，須補充足夠的營養，但營養物的消化必須有膽汁參與，這樣就會加重膽囊負擔，影響了膽囊發炎的控制與吸收。

對於經過治療處於恢復期的慢性膽囊炎患者來說，進行一些適量的體育活動，則可有助於增強膽囊肌肉的收縮力，防止膽汁在膽囊內滯留，對於發炎的控制和康復還是有利的。

同時，飲食上也要注意限制攝取含膽固醇多的食品，如鰻魚、蛋黃、油炸食品等。多吃一些蔬菜及植物油，因植物油中膽固醇含量低，但人體必需的脂肪酸含量較多，對維持身體需要和疾病的康復是有益的。

慢性膽囊炎患者，平日進食應以清淡、易消化食物為主，應大量飲水，以稀釋膽汁。每二至三小時進食一次，以刺激膽汁分泌。勿吃動物腦、腎以及蛋黃、油炸、辛辣食物。

多吃柳橙預防女性膽囊炎

許多水果都對人們的健康有益，水果中大量的維生素和各種養分，可養顏強體、延年益壽。美國最新一項調查發現，女性多食用柳橙，可以預防和減少膽囊炎的發生。

　　美國醫學刊物《美國內科醫學期刊》發表了一篇調查報告,主要作者是加州大學傳染病學助理教授西蒙醫生。他們透過對一萬三千一百三十名男女進行的調查發現,多吃維生素 C 含量豐富的柳橙,有助於缺乏這類維生素的婦女預防或者減少膽囊炎的侵襲。西蒙說,在美國的一千九百萬名膽囊炎患者中,有三分之二是女性。婦女之所以容易罹患膽囊炎,是因為雌激素會使得膽固醇更多地聚集在膽汁中,膽汁和膽固醇高度中和,容易形成膽結石,因此女性罹患膽囊炎的比例就比男士高很多。但是如果多吃水果,特別是柳橙,對於減少膽結石會發揮明顯的作用。

　　柳橙中的維生素 C 可以抑制膽固醇轉化為膽汁酸,使得分解脂肪的膽汁減少與膽固醇的中和,兩者聚集形成膽結石的機會也就相對減少。所以,西蒙等人的調查報告建議女士多吃柳橙。

　　▲你知道嗎?膽囊炎患者宜多吃蘿蔔、青菜、豆類、豆漿等食品。蘿蔔有利膽作用,並能幫助脂肪的消化吸收;青菜含大量維生素、纖維素;豆類含豐富的植物蛋白。

當心吃出火鍋性膽囊炎

　　火鍋是秋冬季的飲食「寵兒」,但油膩的火鍋湯底,牛、羊肉等動物類食品所含的飽和脂肪、膽固醇等會加重胃腸、肝膽、胰臟等器官的負擔。

　　因此,火鍋雖好吃,但並非所有人都適合吃,尤其是慢性膽囊炎患者或有膽囊結石等病史者,一定要注意飲食,最好少吃火鍋。即使是健康的人,平時吃火鍋時也要注意清淡些,盡量避免高脂肪類火鍋,最好搭配比較清淡的鍋底,加上各種新鮮蔬菜。

　　▲你知道嗎?膽囊炎術後病人應少吃油膩,並不是不吃含油食物。有的人長期做菜不放油,結果導致嚴重的脂肪缺乏,脂溶性維生素減少。正確的做法是,在不發病時適當食用植物油,不但可以補充人體所需,還有利膽作用。

膽囊息肉者應注意飲食

膽囊息肉又稱膽囊隆起樣病變，或膽囊息肉性病變，近年來膽囊息肉的病發率及癌變率不斷增高，已受到廣大醫學界人士的廣泛重視。

專家提醒，膽囊息肉者應注意飲食。

禁酒及含酒精類飲料。

宜多食各種新鮮水果、蔬菜，進食低脂肪、低膽固醇食品，如香菇、木耳、芹菜、豆芽、海帶、藕、魚肉、兔肉、雞肉、鮮豆類等。

宜多食干豆類及其製品。

宜選用植物油，不用動物油。

少吃辣椒、生蒜等刺激性食物或辛辣食品。

宜用煮、蒸、燴、炒、拌、汆、燉的烹調方法，不用油煎、炸、烤、燻的烹調方法。

▲你知道嗎？膽囊息肉者康復小偏方：山楂十克，菊花十克，決明子十五克，煎湯代茶飲或多飲綠茶。

▋闌尾

闌尾是人的一種退化器官，長五至九公分，直徑零點五至一公分，位於腹部的右下方，盲腸內側，近端與盲腸相通，遠端閉鎖。

闌尾是否有用

闌尾在盲腸的末端，長約五至九公分，是人的一種退化器官。

在食草動物中，由於盲腸容納的是多餘的食物和含纖維素較高的草類，故闌尾分泌的物質就有助消化作用。而在人的食物中，含纖維素較高的食物已經不多了。所以，闌尾看上去似乎是一個退化器官，除了誘發闌尾發炎外，別無他用。

有人對切去闌尾部分的人進行觀察，發現他們在進食纖維素含量較高的食物後，經常會出現腹瀉和消化不良等症狀，這會不會是由於喪失了闌尾而導致的結果呢？

闌尾已經沒有消化功能，在人體中扮演的似乎是一個可有可無的角色。雖然闌尾管壁內淋巴小結十分豐富，有抵禦病菌、產生免疫功能的作用，不過到了成年以後，這種作用已日漸衰落，在整體中影響很小。

闌尾很容易發炎。這是由於它的外形捲曲，內腔狹窄，開口到盲腸的通道容易遭到食物殘渣、蛔蟲、糞石的阻塞。當出口遭到堵塞時，闌尾管腔黏膜不斷分泌的黏液就會堆積，腔內壓力增高，引起充血、腫脹、發炎。

闌尾既然容易發炎，又不具消化功能，雖然是免疫系統的一部分，但並不占有重要地位，切除以後，對人體也無明顯的不良影響。但是，隨著顯微外科技術的發展，闌尾已被用作修補缺損尿道的新材料。

只要將闌尾兩端截斷，就是一段通道。這段通道有完整的黏膜層、肌肉層和漿膜層，周圍結締組織不容易生長侵入。將闌尾移植修補尿道缺損，重新形成管腔狹窄的可能性就大大減少了。若將患者自身的闌尾移植到尿道，也是一種自體器官移植，並且能消除移植後的排斥反應。

▲你知道嗎？由於闌尾腔細小，食物殘渣和糞石等容易掉入腔內，堵塞管腔引起發炎。闌尾對人體的作用不大，故患闌尾炎後，可以將它切除。

急性闌尾炎的早期信號

急性闌尾炎如能及時得以發現與治療，病人可在短期內康復，死亡率極低。但若發現太晚，就會對生命構成嚴重威脅。

診斷急性闌尾炎的方法不少，但作為自我診斷的早期方法主要是採用以下步驟：患者自取半臥姿勢，稍用力咳嗽，右下腹侷限性疼痛或感到疼痛若明顯地加重，可稱為咳嗽徵象陽性，這時患者還應該能指出咳嗽時的疼痛部位，這就有可能是急性闌尾炎。

如咳嗽徵象不明顯，可自行用手先壓迫一下右下腹再咳嗽，也可能這樣會獲得陽性結果。有的患者對咳嗽徵象非常敏感，僅深呼吸或輕微咳嗽即引起腹部劇烈疼痛而不得不被迫屏氣。這是由於咳嗽時腹肌收縮，腹內壓及腸內壓力增高，產生壓迫並衝擊發炎的闌尾，而產生定位準確的局部疼痛。

凡遇到右下腹痛時，若咳嗽徵象試驗呈陽性者，應立即到醫院進行確診，及早治療。

這裡再介紹自診闌尾炎的兩種方法：

（1）觀舌苔自辨闌尾炎

醫務人員們根據長期的臨床觀察，發現有九七％的急性闌尾炎病人在他們的舌尖及舌尖兩側有紅刺。紅刺稀疏、色澤鮮豔者，以單純性闌尾炎為多；紅刺相對粗大或隱約不顯者，可診斷為闌尾炎化膿壞疽或穿孔。

醫務人員們發現，急性闌尾炎病人的舌質亦均有不同程度的改變。單純性闌尾炎病人的舌質大多鮮豔淡紅，化膿性闌尾炎病人則以大紅為多，當闌尾炎穿孔成為腹膜炎時，舌質大多偏淡紫，甚至舌體發胖，舌前部出現散在性的紫斑。這些特徵大多數為壞疽性闌尾炎或闌尾穿孔，形成侷限性彌慢性腹膜炎之病徵。

舌苔改變主要是伴隨著病情的進展，由輕到重，由薄到厚，由白到黃，早期多呈薄而白或白色，嚴重後舌苔黃厚而膩，少數會出現舌中心黑苔或全舌棕色。

（2）提腿擊地法

這種提腿擊地試驗的方法是：如係右側腹痛或下腹痛時，取立正姿勢，上提右下肢，足跟距地面約三十公分左右，然後將足跟突然撞擊地面，此時患者右下腹如發現有震痛則是陽性反應，表示患有闌尾炎。如懷疑左側闌尾發炎時，可上提左下肢按上述方法進行判斷。此種診斷的準確率，手術證實為九〇‧七三％。

▲你知道嗎？新生兒期急性闌尾炎十分罕見，隨著年齡增長，急性闌尾炎的發病率亦隨之升高。二歲以內發病率為四至五％，六至十二歲為好發年齡，男女之比為二比一。

識別精神性闌尾炎

專家提醒，生活中有許多人患的不是真正的闌尾炎，而是假性闌尾炎，或稱精神性闌尾炎。

精神性闌尾炎的疼痛不是發炎性疼痛，而是刺激性疼痛。腸躁症候群現在非常常見，它是以結腸功能性運動障礙為主的全身性疾病，疾病的發生和病情加劇與精神因素有關。

當痙攣性腸運動障礙主要發生於盲腸、升結腸或闌尾時，會有右下腹疼痛，易被誤診為闌尾炎、腸結核、右側輸尿管結石等。精神性闌尾炎不僅有疼痛、壓痛和反彈疼痛，而且有時具有某種轉移性特點，這顯然與精神因素和腸管壓力有關。疼痛呈現多變性、隨意性和迷惑性，容易導致誤診。英國醫生曾調查一百一十九名診斷為急性闌尾炎的病人，結果手術證明五十六人的闌尾完全正常，竟有四七％的人闌尾被冤枉地割掉了，其中不少是精神性闌尾炎造成的誤診。

精神性闌尾炎的疼痛症狀與精神因素關係密切，有人「一緊張就疼，一生氣就痛」，應重視這一特點。此類病人多敏感多疑，有點肚子疼就盡往壞處想，越想越像闌尾炎，因此應該多放鬆情緒，轉移注意力。

預防精神性闌尾炎，關鍵是要保持良好的心境，遇到煩惱的時候，要善於駕馭自己的情緒，盡可能減少不良情緒的刺激。這樣，精神性闌尾炎就不會「光顧」，你也不會白白地「挨上一刀」了。

如何知道孩子患了闌尾炎

急性闌尾炎是小兒最常見的急腹症，可發生於各種年齡層的兒童，但以五至十二歲兒童的發病率最高。

　　小兒急性闌尾炎往往是由於闌尾腔梗阻後繼發細菌感染所致，腹部疼痛和發燒是該病的兩大主要症狀。腹痛往往是該病最早出現的症狀，開始可為上中腹或臍部的疼痛（或孩子一時很難明確說出疼痛的部位），數小時後，疼痛轉移至闌尾所在部位——右下腹部，疼痛的性質多為持續性鈍痛，且沒有明顯的緩解間歇。發燒多發生在腹痛之後，早期可為低熱；隨著病情的發展，體溫可較快上升至三十九度℃左右，此時孩子常同時出現食慾不振、噁心、嘔吐、便祕或腹瀉現象。

　　對於年齡較大的孩子來說，發生闌尾炎時，上述異常表現可能較為明確，而嬰幼兒無法直接表述病情，且年齡越小症狀越不典型，這常會導致發現、診斷不及時而延誤治療。如發生瀰漫性腹膜炎或沾黏性腸阻塞，則會危及孩子的生命。所以，應對兒童腹痛尤其是嬰幼兒的腹痛提高警惕。

　　腹痛時，孩子可表現為拒食、哭鬧、臉色蒼白、出汗、兩腿向腹部屈曲等。如同時伴有發燒、吐瀉、腹脹、精神萎靡等症狀，應考慮闌尾炎的可能，及時帶孩子去醫院診治。如逐漸出現高燒、腹部膨脹伴腹壁緊張等現象，則繼發闌尾穿孔後腹膜炎的可能性較大。

　　闌尾炎在發病一開始的十二至二十四小時常為低熱，多在三十八點五度℃以下。一旦發生穿孔，體溫會迅速升高達三十九度℃以上。嬰幼兒因神經系統發育尚未完善，體溫調節中樞不穩定，體溫變化常與病變情況不成正比，有時早期就會出現高燒。

患闌尾炎應儘早切除闌尾

　　急性闌尾炎根據病程及病情輕重，可分為單純性、化膿性、壞疽性、穿孔性和闌尾膿腫等類型，急性單純性闌尾炎是較早期的一種類型，此時外科手術治療既安全又可防止併發症發生，最為理想。如果進入化膿、膿腫形成階段，細菌栓子進入血液循環會引起膿毒血症、敗血症、肝膿腫、肺膿腫等，如果闌尾壞疽、穿孔會引起瀰漫性腹膜炎，發生中毒性休克，治療不及時可危及生命，還會遺留沾黏性腸阻塞。

有的女孩患了急性闌尾炎不願意手術治療，而採取保守的抗菌消炎療法，有時也能奏效，但不能根除，復發率很高。病人闌尾炎反覆發作，形成了慢性闌尾炎，一旦遇到受涼勞累、身體抵抗力減退時，就出現症狀，久之，腹腔、盆腔形成慢性發炎和沾黏，影響到周圍的器官與組織，如侵犯到「近鄰」輸卵管，引起輸卵管炎，造成狹窄和沾黏，導致不孕症，或者容易發生子宮外孕。

發炎的闌尾不切除，留在腹腔總是個後患。在妊娠期間，子宮逐漸增大，位置逐漸升高，對闌尾的壓迫也逐漸加重，使闌尾管腔狹窄，闌尾中的內容物不易排出，如果原來留有「病根」，極易使闌尾炎發作，對孕婦和腹中的胎兒都是不小的打擊，此時保守治療要用大量的抗生素，不可避免地會影響到胎兒。如果闌尾一旦發生了壞死或穿孔，就必須施行手術，也容易造成術中流產，母嬰都會發生危險。

發生闌尾炎的症狀包括：腹部隱痛，對疼痛部位稍微施壓、運動或深呼吸就會加劇疼痛、噁心、發燒、便祕或腹瀉。少女患闌尾炎應儘早切除闌尾，以免留下隱患。

進食不潔會引發闌尾炎

眾所周知，進食了不潔食物會罹患腸胃炎及痢疾等，但進食不潔會引發闌尾炎，許多人就不知道了。

這其實很容易理解。

當人體胃腸道機能發生障礙時（如便祕、腹瀉等），常伴有闌尾肌肉和血管的反射性痙攣。這種反射性痙攣可能是一時的，但也有可能導致闌尾組織破壞性病變，引起急性闌尾炎發生。當肌肉痙攣時，闌尾管腔中已存在的部分糞石等可變為完全阻塞，引發黏膜缺血、損傷、壞死等一系列變化。闌尾腔內原有細菌（如大腸桿菌、腸球菌、厭氧性鏈球菌等）存在，當闌尾黏膜受到損傷破潰時，細菌由損傷處侵入闌尾壁，引起急性發炎，並擴散，最終形成整個闌尾的急性化膿性感染。

　　所以，進食不潔食物不僅會引起急性胃腸道傳染性疾病，有時還會繼發急腹症，如闌尾炎等疾患。

　　▲你知道嗎？有人擔心飯後運動會讓食物掉到闌尾裡，繼而引發闌尾炎，這種顧慮是沒有必要的。當然，飯後不宜立即運動，最好休息一小時。

氣管、支氣管

　　氣管呈筒狀，位於喉的下方，由十五至二十個半環狀氣軟骨和韌帶連結而成，長十一至十三公分，向下進入胸腔分為左、右支氣管，然後繼續分支呈樹枝狀，直至肺泡。氣管和支氣管是呼吸氣體出入的通道。

牛奶有益氣管健康

　　研究發現，牛奶對氣管有養護功效，而且吸菸者可以透過喝牛奶來減少他們罹患支氣管炎的煩惱。

　　據美國一所大學統計，吸菸而又患慢性支氣管炎的人，有三一・七％是從來不喝牛奶的，而每天喝牛奶的吸菸者，患支氣管炎的不到二〇％。專家認為，這是因為牛奶中所含的維生素A可以保護氣管壁，使之減少發炎的機會。

　　與之相應的是醫生們奉勸粉塵作業者多喝點牛奶，因為牛奶中的蛋白質及維生素A、C對呼吸道黏膜細胞有保護作用，而且牛奶能解毒滑腸，降低某些因素對胃腸的損害。科學家們還發現，牛奶中所含的磷脂類能在胃黏膜表面形成一個很厚的疏水層，從而可以抵禦酒精對胃黏膜的侵蝕，發揮預防酒精中毒的作用。

　　氣管和支氣管內層的黏膜內含有黏液腺，分泌黏液，可黏附吸入空氣中的灰塵顆粒。黏膜表面有一層纖毛，纖毛有規律地作定向波動，能將其表面的分泌物和塵埃、病菌等推向咽喉，然後咳出。

如何預防哮喘病

哮喘病是一種慢性呼吸道疾病，由於病發時呼吸道可以在短時間透過自行緩解或治療得到舒緩，所以往往不被患者所重視，其實哮喘是一種嚴重的呼吸道疾病，一旦急性發作甚至會導致死亡，所以患者必須小心預防。

（1）避免接觸過敏原

哮喘患者應該認清哪些物質可能會刺激自己的呼吸道，盡量避免接觸，例如對動物毛髮敏感的患者就不應該在家裡飼養寵物，其他容易引起病發的過敏原如毛毯等，患者亦應盡量避免接觸，或者每星期以熱水清洗。

（2）保持室內空氣流通及清潔

哮喘病人應特別注意室內的清潔與空氣流通，因為空氣中的塵埃和細菌是導致哮喘病發的主要過敏原，所以應該勤加打掃，減少空氣中的塵埃。

（3）戒菸

香菸中的化學物質及吸菸時噴出的煙霧對哮喘患者都會有直接的影響，因為它們會刺激呼吸道，所以患者應戒菸。另外，患者亦要盡量避免吸入二手菸。

（4）適量的運動

有些人因為運動可能誘發哮喘，便全面停止所有運動，其實這是一種錯誤的做法，因為運動能夠有效增強心肺功能，對控制病情大有幫助。例如，游泳就是十分適合哮喘患者的運動，因為有足夠水分的關係，所以多數不會引致病發。

▲你知道嗎？哮喘病人進行必要的身體耐寒鍛鍊，是較為有效的防治哮喘發作辦法。耐寒鍛鍊的目的是使人體能適應寒冷刺激。哮喘病人進行此項鍛鍊應當從夏季就開始，用冷水洗手、洗臉和揉搓鼻部。身體狀況允許時，夏天還可用冷水擦身。

氣管炎自療

氣管炎是由於物理、化學因素及細菌病毒的感染而引起氣管、支氣管黏膜炎性變化，黏液分泌增多，臨床出現咳、咳痰和氣急等症狀的一種疾病。其早期症狀輕微，多在冬季發作，春暖後緩解，晚期發炎加重，可長年存在。病情進展可發展為肺源性心臟病、肺氣腫、肺動脈高壓，嚴重影響勞動力和健康。

若罹患急性氣管、支氣管發炎，經過治療可完全恢復。

氣管炎的自療，主要在病情穩定之後，一方面增強抵抗力，另外盡量避免或減少外界刺激，促進疾病的恢復。

（1）增強體質，改善肺功能，堅持戶外運動，做操、打太極拳、慢跑等，運動量逐漸加大，注意循序漸進，量力而行。

（2）消除顧慮，增強與疾病抗爭的信心。心情舒暢，清心寡慾，經常去公園呼吸新鮮空氣，適度參加文化體育相關活動以怡身心。

（3）隨時適應外界環境的變化。隨氣溫高低減增衣物，室內通風。

（4）注意飲食調整。選擇清淡易消化的營養食物，勿過甜、過鹹，多吃豆製品和蛋白質高的精瘦肉。多吃蔬菜和水果，避免辛辣等刺激性食物；忌食蝦、蟹、魚、海產、鳳梨等易引起過敏食品。忌菸酒，宜溫熱飲食，盡量不喝冷飲。不宜食地瓜、馬鈴薯、韭菜及未加工的黃豆等，因產氣會使腹脹、橫膈膜肌提高，肺活量受限，不利氣管炎等呼吸道疾病的康復。

（5）平時可經常用冬蟲夏草含片及洋參含片等保健品來增強體質，提高人體免疫力，增強對疾病的抵抗力。

▲你知道嗎？氣管炎是世界醫學界公認的頑症之一，中國有二千五百萬人罹患此病，該疾病發作時臨床表現為咳嗽、氣喘、痰多、胸悶或喉癢乾咳、呼吸困難、心悸多汗，嚴重時煩躁、喘鳴有聲、口唇青紫、面腳浮腫、不能平臥、心跳紊亂、血壓下降、甚至窒息死亡。

氣喘發病的前兆

氣喘最常見的前兆為胸悶、咳嗽、過敏性鼻炎或傷風感冒等。過敏性鼻炎以噴嚏、流鼻涕、鼻癢、眼癢、流淚等症狀最為常見。如為過敏性咳嗽，則常見喉癢、咳嗽、胸悶等症狀。

自先兆期到氣喘發作開始的時間不一致，可從幾秒鐘、幾分鐘至數日，但大部分在數分鐘內即可發作。婦女在生理期前感乏力、咳嗽，小兒在發作前有煩躁不安或少動、精神不佳等前兆症狀。

如能注意先兆期症狀，在先兆期內及時注意防治，則對控制氣喘發作很有益，一旦氣喘發作，再投醫用藥控制較為困難。

▲你知道嗎？蘆薈有抗過敏的作用，因此可用蘆薈治療氣喘，長期服用效果很好。可用蘆薈乾粉、蘆薈鮮汁，或生食葉肉，更可常吃蘆薈做成的菜餚。

如何預防慢性支氣管炎

對於預防慢性支氣管炎，專家給出了以下建議：

（1）戒菸

預防慢性支氣管炎不但要先戒菸，而且還要避免被動吸菸，因為菸中的化學物質如焦油、尼古丁、氰化氫等，可作用於自律神經，引起支氣管的痙攣，進而增加呼吸道阻力；另外，還會損傷支氣管黏膜上皮細胞及其纖毛，使支氣管黏膜分泌物增多，降低肺的淨化功能，易引起病原菌在肺及支氣管內的繁殖，導致慢性支氣管炎發生。

（2）注意保暖

在氣候變冷的季節，要注意保暖，避免受涼，因為寒冷一方面會降低支氣管的防禦功能，另一方面可反射地引起支氣管平滑肌收縮、黏膜血液循環障礙和分泌物排出受阻，發生繼發性感染。

（3）加強鍛鍊

適當的體育鍛鍊，可以提高身體的免疫能力和心、肺的儲備能力，進而預防慢性支氣管炎。

（4）預防感冒

注意個人保護，預防感冒發生，有條件者可做耐寒鍛鍊以預防感冒。

（5）做好環境保護

避免煙霧、粉塵和刺激性氣體對呼吸道的影響，以免誘發慢性支氣管炎。

▲你知道嗎？支氣管炎是冬季的常見疾病。醫學界認為，凡是一年當中有三個月咳嗽，這種情況連續二年以上，而且咳嗽不是由於心、肺等其他疾病所致，就可診斷為慢性支氣管炎。

慢性支氣管炎的食物療法

慢性支氣管炎患者以中老年人居多，暮秋冬季是該病的多發季節。其主要症狀是咳嗽、咳痰、氣喘等。除應儘早治療，服用中、西藥物及做好護理外，採用飲食療法也有輔助療效。

大蒜、食醋各二百五十克，紅糖九十克。將大蒜去皮搗爛，浸泡在糖醋溶液中，一星期後取其汁服用，每次一湯匙，每日三次。

蘿蔔二百五十克洗淨切片，冰糖六十克，蜂蜜適量，加水適量煮至熟爛，食蘿蔔飲湯，每日早晚各一次。

白蘿蔔二百五十克洗淨切片，生薑七片，紅糖三十克，加水適量煎汁服用，每日早晚各一次。

紅、白蘿蔔二百五十克洗淨切片，加麥芽糖二十五克放置半天，取其汁液飲服，每日二至三次。

麥芽糖、蜂蜜、大蔥汁各適量，熬溶後裝瓶備用。每次取服一湯匙，每日三次。

雞蛋二個，香油五十克，食醋適量。將雞蛋打散放香油中炸熟，加食醋食之，早晚各一次。

花生米一百至一百五十克，加冰糖和水各適量煮至熟爛，食花生米飲湯，每日一至二次。

杏仁十五克，反覆搗爛加水濾汁，再加蜂蜜一湯匙，用開水沖服，每日二至三次。

雪梨一個削皮去核，納入貝母粉九克、冰糖三十克，隔水蒸熟食之，每日早晚各一個。

南瓜五百克去皮切成小塊，紅棗十五枚，紅糖適量，加水適量煮湯服食，每日一至二次。

鮮橙一個連皮切成四瓣，加冰糖十五克，隔水燉半小時，連皮食之，早晚各一個。

冬瓜籽、冬瓜皮各二十克，麥冬十五克，加水煎汁服用，每日一劑分早晚服。

甜杏仁十克，細嚼慢嚥，每日二次，有止咳、化痰、定喘等作用。

雪梨一個挖去果核，填入冰糖適量，隔水蒸熟食之，每日早晚各一個。

芝麻、生薑各五十克一起搗爛，加水適量煎汁服用，每日一劑。

鮮百合二至三個，洗淨搗爛濾汁，用溫開水沖服，每日二至三次。

大蒜一百克去皮拍碎，豬瘦肉五百克洗淨切片，加調料炒熟食之。

▲你知道嗎？據統計，中國五十歲以上中老年人支氣管炎發病率為一五％至三〇％左右。臨床上常表現為咳嗽、咳痰，或伴有氣短、喘息等，嚴重者可併發肺氣腫、肺源性心臟病等。

咳嗽的家庭療法

咳嗽對人體有利也有弊。它能幫助呼吸道清除外界入侵的各種異物和呼吸道中存留的分泌物，但由於人在咳嗽之前或之後，往往要做深吸氣動作，呼吸道發炎會因此而向小支氣管擴散，加重感染，還會使心臟病病人的心臟負擔加重；而且頻繁的刺激性咳嗽會影響工作和休息。

如果咳嗽比較嚴重，應立即去看醫生。如果不太嚴重，可試著自我治療。

（1）依靠自身免疫力

如果只是一般咳嗽，或在乾咳的同時伴有鼻塞、喉嚨痛等感冒症狀，則無須立即服藥，可以讓自身的免疫力來應付。但須注意，若經過休息症狀並無緩解，就應有選擇性地服藥，但無論哪種藥物，都應在醫生的指導下服用。

（2）勿吸菸

吸菸是咳嗽的一大誘因，或者說，吸菸會使咳嗽加重。因此出現咳嗽症狀時，應立即停止吸菸，保持室內空氣潔淨。此外，增加室內空氣濕度有助於減輕咳嗽。

（3）多喝水

準備熱開水，隨時飲用，以潤喉嚨。而且多喝水有助於稀化濃痰，使其容易咳出。但須注意，不要在白開水中加糖，如果實在想加，可加一點蜂蜜，蜂蜜有潤肺通便的作用，有助於減輕咳嗽。

（4）墊高枕頭

持續咳嗽影響睡眠，可以將枕頭墊高二十公分，側臥而睡，往往能收到較好的效果。

（5）按摩止咳

當咳嗽時，可將食指用力按壓兩個耳垂下面的部位，便可使咳嗽症狀減輕。

（6）飲食止咳

生薑梨止咳化痰法：取一顆梨、五片生薑，加適量水煎服，可止咳化痰。

木耳鴨蛋止咳法：將十克黑木耳、一顆鴨蛋、少許冰糖，加適量水攪拌，隔水蒸熟，每日二次，可治陰虛肺燥咳嗽，對乾咳亦有療效。

生薑可樂止咳法：將生薑切成細絲，與一罐可樂放入鍋中煮沸，可緩解咳嗽，甚至停止咳嗽。

▲你知道嗎？咳嗽是呼吸系統中最常見的症狀之一，它與發燒一樣，並不是疾病，而是一種人體的保護性反射。

▌腸

腸是從胃幽門至肛門的消化管。腸是消化管中最長的一段，也是功能最重要的一段。腸包括小腸、大腸和直腸三大段。

安全度夏須護腸

夏季是最能考驗胃腸功能的時候，腸出現了問題，常常表現為腹部不適、腹痛、大便異常等，腸運動過快會引起腹瀉，如果過慢則會引起便祕，腸道疾病還會直接導致腹瀉。因此，夏季做好腸的呵護工作至關重要。

流行性腹瀉是近年來發現的一種急性腸道傳染病，由腸道病毒所引起。常常發生在炎熱的七、八月間。本病的特點是發病急，流行範圍廣，傳播快，成人和兒童對該病普遍都有易感性，尤其是年老體弱和身體免疫功能低下者或受涼後易發病。因此，夏季老弱群體應特別防止突然或過度受涼，冰鎮的冷飲和水果應謹慎食用，最好取出後放段時間再食用，因為冰鎮飲料、水果進入胃腸道後，冷的刺激會使胃腸道血管驟然收縮，血流量頓減，引起胃腸道痙攣性收縮而發生腹痛，冷刺激更會導致消化系統功能失調，影響消化液的分泌，使免疫力下降。另外建議冰箱內的水果儲存以不超過二天為宜。

部分更年期的女性在夏季會顯得特別煩悶，產生抑鬱情緒，比如有時睡不著，遇到一點點小事兒就會感到特別委屈，甚至有時候還會有一些很焦躁

的情緒，為了一點小事就和別人發火，這些不良的情緒和精神因素也會影響腸道功能。建議更年期的女性及時調整心態，多參加一些社會交際活動，廣交朋友，並做適當的戶外鍛鍊。

對於腸炎引起的腹瀉，可以透過藥物治療；對於便祕，主要還是從飲食上進行調整，應該多吃一些水果、蔬菜、粗纖維食物。

▲你知道嗎？大腸分為盲腸、結腸、直腸三部分，長約一點五公尺，起於盲腸，在腹腔的右下部，末端開口於肛門。食物經過消化以後留下的殘渣，在大腸內形成糞便，通過肛門排出體外。

如何預防腸早衰

現代許多人飲食結構不合理，如喜歡食用燻醃、燒烤、油炸食品，經常飲用烈酒，三餐不定時或暴飲暴食等。這些酸性食物代謝後產生有毒物質較多，再加上生活節奏加快，使得排便規律被干擾，便祕者日益增多。由於便祕者腸道內細菌產生的毒素大量增加，所以使腸道的衰老日趨年輕化。

那麼，如何預防腸早衰呢？

養成規律排便的習慣，提倡早晚兩次排便。這樣不但可降低毒物產生，還因及時清除糞毒，減少了重新吸收。

大黃是一味「以通為補」的保健佳品，具有通裡攻下、活血化瘀之功。因此常服大黃，可使腸道通暢、毒濁下泄、痰濕減少、血脈周流、增進食慾，繼而增強體質，祛病延年。醫學家早提出了「欲長壽，飲水加大黃」的觀點。另外常用中藥大黃少許泡茶代飲，可潤腸通便，養成一天早晚兩次排便的習慣。

低蛋白、低脂肪、高纖維飲食：要想遠離腸早衰，一定要講究低蛋白、低脂肪，少吃燻烤、油炸食品，多進食粗纖維蔬菜、五穀雜糧和新鮮水果。

另外，黑木耳有明顯的滌垢除汙功能，被稱為腸道的「清道夫」，可解毒和淨化血液。動物血中的血漿蛋白被消化酶分解後，會產生一種具有解毒

和潤腸作用的物質，它可與入侵腸道的有害粉塵、微粒結合，將其排出體外。所以，這兩種食物可多吃。

▲你知道嗎？小腸是消化道的最長部分，是食物消化吸收的主要場所，上連幽門，下與盲腸相接，全長三至五公尺，盤曲於腹腔下部，分為十二指腸、空腸和迴腸三部分。

六類淨腸好食物

錯誤飲食會造成腸道疾病，那麼哪些食物能幫助淨化腸道呢？專家告訴我們，多吃以下六類食物可淨腸，使人遠離腸道疾病。

（1）食物纖維

蕃薯、胡蘿蔔、香菇、無花果、蘋果、筍等富有纖維質，可幫助腸道蠕動並加速食物移動使糞便及時排出。另外，由於纖維質會在腸道中吸附食物中的膽固醇，進而干擾膽固醇被人體吸收。

（2）黏性食物

蘋果、石花菜、髮菜、蘆薈葉肉等黏性及保水性強的食物，能吸附膽固醇、膽汁等廢物排出體外，可整腸、消除便祕，防止血糖急速上升。

（3）芝麻

芝麻含亞麻仁，而亞麻仁又含有食物纖維及不飽和脂肪酸。纖維可清潔腸道，吸取腸內毒素排出體外，改善便祕，有效預防大腸癌；不飽和脂肪酸可預防動脈硬化。

（4）維生素

可運用維生素來營造益生菌的環境，如維生素 B 群中的 B1、B2、B6 有益腸道蠕動；維生素 C 可增強免疫力；維生素 E 能調整腸道自律神經。除服用綜合維他命錠外也可從食物中攝取，如五穀類含維生素 B 群，蔬果多含維生素 C，海鮮多有維生素 E。

(5) 乳酸菌

腸道內壞菌多於益生菌時，容易產生疾病。乳酸菌為體內益菌，維持腸道內菌叢平衡和酸性環境，抑制壞菌並促進蠕動。優酪乳中含乳酸菌，幫助合成維生素。而比菲德氏菌為乳酸菌的一種，可活化腸道，某些飲料中有這種菌，購買前可看成分。

(6) 發酵食品

像紅葡萄酒、納豆等，都具有整腸及提升免疫力的效果，還能降低糞便的臭味。其中納豆含有某種酵素，能預防心血管疾病。

▲你知道嗎？每天喝一千五至二千毫升水能讓腸道不乾澀及清腸，且水是最好的溶劑，喝水可幫助體內各種循環，使毒素快速排出，預防便祕。

如何防治便祕

便祕，就是長期沒有大便，或大便較硬，不易排出。便祕通常因大腸功能紊亂及慢性腸炎引起。

那麼如何防治便祕呢？

要放鬆緊張的神經，面對繁忙的工作不要焦慮、心急，要做到勞逸結合，有張有弛。

生活要有規律，保證充足的睡眠。

下班後，不要久坐在電腦桌、麻將桌或酒桌前。

每天定時大便，一般以五至十分鐘為宜。

清晨飯前一小時和晚上飯後一小時最好堅持四十分鐘左右的運動，慢跑、散步、上下樓梯、打球均可，以促進胃腸蠕動，加速排便。

多吃富含纖維質、易通便的食物，如芹菜、蘿蔔、粗糧、香蕉、蜂蜜等。

多飲水，老年人每日飲水量要超過一千毫升，年輕人每日飲水量要達到二千毫升。

忌吃辛辣食物，忌飲烈酒。

若便祕症狀嚴重，持續幾天無法排便，就要及時到醫院就診，避免引發肛腸疾病。專家提醒，一旦引發肛腸疾病，不要私自亂用藥或亂服偏方，以免貽誤病情，使病情更為嚴重。

▲你知道嗎？睡前熱水泡腳五至十分鐘，可幫助血液循環，隔天起床較有便意。時常按摩腹部，用手掌以順時針方向揉自己的腹部，也可幫助腸胃蠕動。

腹瀉的自我療法

腹瀉不可掉以輕心，嚴重的腹瀉會引起脫水和身體電解質紊亂。下面是一些止瀉良方：

（1）自然排泄

止瀉的最佳良方並不是什麼藥物，而是將引發腹瀉的物質排出體外，因此你不必擔心上廁所次數太多，這其實是一件好事。

（2）良好環境

腹瀉常使人手腳發軟，因此應臥床休息，定時測量體溫。還應創造一個良好的環境，保持清潔、安靜，保持心情舒暢，避免不良精神刺激。

（3）多喝水

腹瀉者由於大量排便，導致身體脫水和電解質紊亂，此時必須補充大量水分。含有氯化納、氯化鉀、葡萄糖的補液鹽是最佳選擇。而西瓜汁、蘋果汁等不僅能補充水分，還可以補充必需的維生素。補水時，應少量多次。

（4）飲食止瀉

山楂止瀉：取九克山楂片，研成細末，加少量砂糖拌勻，用沸水沖服，一次服完，可治飲食不當、暴飲暴食引起的腹瀉腹痛。

生薑茶葉止瀉：取一百克生薑或三十克乾薑、五克茶葉，加入八百克清水煮，水沸後改用文火，將水熬至五百克左右，然後加入十五克醋，每日分三次服用，可治腹瀉腹痛。

茶葉紅糖止瀉：茶葉中的單寧酸有抑菌止瀉作用。取五十克茶葉熬至濃茶汁，加入五十克紅糖，再煎至茶汁發黑時飲服，治腹瀉效果明顯。

▲你知道嗎？健康成人在正常情況下，每日應大便一至二次。如果排便次數明顯增多，且糞便稀薄，即被稱為腹瀉。

多吃主食保護大腸

英國劍橋大學最近在一項研究中，分析了十多個國家的人飲食習慣和癌症之間的關係，結果發現，食用澱粉類食物越多，小腸、結腸和直腸癌的發病率越低。而以肉類食物為主食的澳洲人，結腸癌發病率是以澱粉類食物為主食的中國人的四倍。

所謂澱粉類食物，主要指富含碳水化合物的主食，如稻米、玉米、小麥等，以及根莖類蔬菜，如馬鈴薯、山藥、薯類等，此外，還包括各種豆類和香蕉等含澱粉比較多的水果。

研究人員指出，澱粉類食物主要透過兩種方式抑制腸癌：一是當澱粉進入腸道後，經一系列反應有助於增加糞便，促使結腸排泄，加速致癌代謝物排出體外。二是澱粉在腸內經發酵酶作用，會產生大量的丁酸鹽。實驗已經證明，丁酸鹽是有效的癌細胞生長抑製劑，它能夠直接抑制大腸細菌繁殖，防止大腸內壁可能致癌的細胞產生。

在生活中應該如何選擇含澱粉的食物呢？對於忙碌的上班族來說，超市中粗加工未經去除穀皮的全穀食物，如全穀麵包應是首選。購買全穀麵包時要注意識別：如果成分表的第一位就是穀類，說明它的穀類含量的確豐富；如果穀類成分排在其他成分或者糖的後面，說明這種食物裡穀類成分不多。還有一個方法是：用手拿著麵包，如果感覺麵包密實緊湊，有明顯的麥粒，就是穀類含量豐富的麵包。

除了全穀麵包以外，用蕎麥做成的麵條、涼粉、烙餅、蒸餃和米飯等主食也是不錯的選擇。富含維生素 B 群、維生素 E 的五穀雜糧粥，比如臘八粥、八寶蓮子粥、荷葉粥等則更適合中老年人食用。

高脂肪、煙燻食物的攝取極大地加重了腸胃負擔，不利於毒素的外排，增加了大腸癌的發病率。日常生活中，一定要注意食物營養的均衡攝取，多選擇高纖維食物以及水果、蔬菜、奶、豆製品、稻米飯等健康綠色食物，進而保護好自己的腸道。

大腸癌前病變及預防

大腸癌前病變包括：潰瘍性結腸炎、腸腺瘤及大腸息肉。大腸癌前病變主要為腺瘤，大腸癌的形成過程多先經過腺瘤期而後癌變。在大腸癌好發區域，大腸息肉和腺瘤的發病率也相對較高，它們都具有癌變的可能。大腸息肉的惡變率約在一〇％左右，中老年人更應提高警惕。

國外報導對大量人群進行乙狀結腸鏡檢查，將發現的腺瘤樣息肉加以切除後，經二十五年追蹤檢查，得知大腸癌的發病率明顯下降。因此，對大腸癌前病變者要採取積極的內外科治療。

如果少吃富含脂肪的食物，多吃含纖維多的食物，就能促使糞便中的致癌物質減少或迅速排出，從而降低了致癌的可能性。大腸息肉發展成腺瘤可能是腸癌重要的癌前期病變，一旦發現應及時摘除，這是預防癌變的好方法。

在飲食方面，吃高纖維、低脂肪、低膽固醇飲食，少吃醃燻或加防腐劑處理的食物，少吃肥肉，多吃水果、蔬菜和全穀類食物，並給以維生素 C、維生素 A、維生素 E 和胡蘿蔔素，以及食用有鈣鹽的食品等，即能預防大腸癌前病變及癌的發生。

▲你知道嗎？預防大腸癌應採取什麼措施？世界衛生組織提出了健康的「十六字方針」，也稱「四大基石」，即「合理膳食，適量活動，戒菸限酒，心理平衡」。

結腸癌、直腸癌的早期信號

結腸癌、直腸癌是中老年人常見的癌腫之一，由於發病特點的特殊性，臨床上很容易造成誤診。近年來該病在青年人中發生率也明顯升高。

食物的吸收主要是在小腸內完成，等到食物到達結腸乃至直腸時，已變成排泄的廢物。人們吞嚼食物之後，通過小腸先到右半結腸，再到左半結腸，最後到達直腸。食物殘渣到右半結腸時，仍有部分液體沒有被完全吸收，此時的腸內容物呈液狀，因右半結腸較寬，一般很少發生阻塞。但此種腫瘤常有繼發感染和慢性毒素吸收的特點，所以，患右半結腸癌的病人常有低燒、盜汗、全身乏力、貧血等症狀。食物殘渣到左半結腸時，則完全變成不能吸收的渣滓，則由原來的液狀變成半固體狀。因左半結腸的腸腔較窄，促使較小的腸腔很快變狹窄，故易出現腹脹、腹痛、便祕等低位腸阻塞的症狀。

直腸在消化道的末端，早期直腸癌病變僅在腸黏膜上，可無明顯的症狀。但病情逐漸加重後，會有腫瘤的局部刺激症狀，表現為大便次數增多，由正常的每天一至二次，增加到三至四次或更多，大便不成形。肛門不適，有下墜感，有時腹部隱痛，有時便血、有黏液。如果出現上述症狀，應及時去醫院檢查。

當出現大便習慣改變、次數增多或無原因的黏液、膿血便、原因不明的低燒、盜汗、貧血或慢性腸阻塞，都要警惕是否患了結腸、直腸癌。

十二指腸潰瘍病人生活宜忌

由於十二指腸潰瘍和胃潰瘍的發病原因和症狀基本相同，故胃潰瘍和十二指腸潰瘍通稱潰瘍病。

潰瘍病是一種很常見的慢性疾病。它的發病原因與精神因素關聯很大，比如：精神過於緊張，工作壓力太大，勞累過度，憂愁、煩惱，再加上飲食不規律，過食辛辣、肥甘、寒涼等食物，幾種因素結合就會形成潰瘍病。

潰瘍病的常見症狀是以疼痛為主。疼痛與飲食和精神刺激關係密切。在飯後半小時至一小時出現疼痛，且疼痛劇烈稱為胃潰瘍，有的在進食後二至

四小時才開始疼痛，或者夜間疼痛者，飢餓時疼痛者稱為十二指腸潰瘍，但要靠腸胃道銀劑攝影和胃鏡檢查才能確診。

患了潰瘍病以後生活、飲食要特別注意積極配合才能康復。為此，專家提出以下幾點注意事項，以警示潰瘍病患者。

（1）潰瘍病患者要建立起樂觀的態度，把心放寬，如果胃痛就惱怒，惱怒則加重胃痛，形成惡性循環。如果能把心放寬，痛了想辦法治療，控制情緒，不發火、不生氣，自己尋開心、找歡樂，對潰瘍病的治療有很大幫助。

（2）潰瘍病是一種慢性病，不能以急躁的心理去治療，要耐心地按療程、按時服藥。潰瘍病的最佳服藥時間是在飯後一至二小時。服藥後要平靜休息，平時也不要勞累。

（3）潰瘍病要重視調理，既要講究營養又得容易消化。潰瘍病患者最好常吃香蕉、蜂蜜和山藥米棗稀飯。科學研究發現以上食物對潰瘍面的癒合有很大幫助。

（4）潰瘍病人千萬不能吸菸，吸菸會刺激潰瘍面和引起嘔吐，最好口含生薑咽口津，這樣有益潰瘍面癒合。

（5）潰瘍病人最好不喝濃茶，禁各種酒精的酒水，飲食也不要太冷、太熱、太酸、太硬和太油膩。並要少量多餐，飯勿過飽。禁食辛辣、油炸食物。

（6）潰瘍病人患其他病時應少吃藥、多打針，因大多西藥對胃都有刺激和副作用，特別是阿斯匹靈、強的松、保泰松、利血平，消炎痛、祛痛片、感冒藥等西藥對潰瘍病危害很大，甚至會引起胃出血。

▲你知道嗎？十二指腸潰瘍的發病高峰年齡約為三十歲，男性多於女性。疼痛以節律性和週期性為其特點，表現為餐後痛、飢餓痛和夜間痛。秋冬為好發季節。

▌乳腺

乳房是多種內分泌激素的目標器官，因此，乳房的生長發育及其各種生理功能的發揮均有賴各種相關內分泌激素的共同作用。如果其中的某一項或幾項激素分泌紊亂，必然會影響乳腺的狀況及其生理功能。

乳腺增生如何防治

以下是專家提供的防治乳腺增生的方法：

(1) 心理上的治療非常重要，乳腺增生對人體的危害莫過於心理的損害，因缺乏對此病的正確認識，不良的心理因素，如過度緊張、憂慮、悲傷，造成神經衰弱，會加重內分泌失調，促使增生症的加重，故應解除各種不良的心理刺激。對心理承受差的人更應注意，少生氣，保持情緒穩定，活潑開朗的心情有利增生早日康復。

(2) 改變飲食，防止肥胖。少吃油炸食品、動物脂肪、甜食及過多進補食品，要多吃蔬菜和水果類，多吃粗糧，多吃核桃、黑芝麻、黑木耳、蘑菇。

(3) 生活有規律、勞逸結合，保持性生活和諧，可調節內分泌失調，保持大便通暢會減輕乳腺脹痛。

(4) 多運動，防止肥胖，提高免疫力。

(5) 禁止濫用避孕藥及含雌激素美容用品、不吃用雌激素餵養的雞等。

(6) 避免人工流產，產婦多餵奶，能防患於未然。

除此之外，專家提醒，防止乳腺增生，還應該定期檢查和複查。

▲你知道嗎？臨床發現，半數以上婦科病人患有乳腺病。因此，積極防治婦科疾病，無疑是減少乳腺增生誘發因素的一個重要環節。

乳腺增生的食物療法

乳腺增生是女性常見的乳腺疾病，多發生於三十至五十歲的女性，三十歲以前較為少見。

　　中國國內普查得知：大城市成年女性檢出率為一〇％至一五％，在高學歷女性中檢出率達三〇％，甚至更高。西醫多認為該病與精神及內分泌失調有關，中醫稱為「乳癖」，認為多由肝鬱氣滯而成，亦有因沖任失調所致者。患者除乳房有明顯腫塊及脹痛外，常伴有胸悶、噯氣、心煩、乏力等症狀。

　　乳腺增生的食物療法：

　　海帶二至三尺許，豆腐一塊，煮沸湯飲食之。佐料按常規加入，可加食醋少許。

　　山楂橘餅茶：生山楂十克，橘餅七枚，沸水泡之，待茶沸熱時再加入蜂蜜一至二匙，當茶頻飲之。

　　天合紅棗茶，天門冬十五克，合歡花八克，紅棗五枚，泡茶食之，加蜂蜜少許。

　　仙人掌炒豬肝，常食有效。

　　黑芝麻十至十五克，核桃仁五枚，蜂蜜一至二匙沖食之。

　　生側柏葉三十克，桔子核十五克，野菊花十五克，煎湯飲用。

　　鱔二至三條，黑木耳三小朵，紅棗十枚，生薑三片，添加佐料，如常法紅燒食用。

　　▲你知道嗎？專家認為，罹患乳腺增生不必過於緊張，由乳腺增生演變成癌症的機率很小，只要注意調整自己的情緒，舒緩壓力，再配合一些治療，乳腺增生是不會威脅健康的。

乳腺腫瘤的早期發現

　　醫學專家指出，乳腺健康有賴於定期乳房自我檢查等健康習慣的養成。相對於去醫院做檢查，雖然不夠精確，但日常自我檢查乳房更為方便。如果準確掌握了檢查的方法，就可以及時「捕捉」乳腺病變。有關報導顯示，有九〇％的乳癌是透過自我檢查發現，然後到醫院進一步檢查確診的。

　　專家建議，女性可以按照如下步驟進行乳房自我檢查：

（1）站在鏡子前雙手叉腰，身體左右旋轉，從鏡子裡查看兩邊乳房的皮膚有無異常。然後，雙手舉過頭頂，觀察乳頭有無異常，注意雙側乳房外形的變化，是否對稱，有無局部的皮膚隆起、凹陷和橘皮樣改變，以及乳房表面皮膚有無紅、腫、熱、痛症狀。

（2）坐著或站著檢查乳房內部是否有腫塊。將左手高舉放在腦後，右手檢查左側乳房，此時右手手指併攏，在乳頭上方、鎖骨下方按順時針按摩，注意不要用指尖壓或是擠捏。同樣方法檢查右側乳房。檢查完乳房後，用食指和中指輕輕擠壓乳頭，如果有帶血的分泌物，則表明乳房有病變的可能。

（3）觸摸到凹凸不平的軟組織或腫塊時不必驚慌，這可能是乳腺小葉增生。區分乳腺小葉增生與乳癌最簡單的方法是觀察腫塊是否隨著月經週期發生變化，但乳腺小葉增生導致的經前期乳房脹痛同樣需要重視、治療。

自我檢查過程中，一旦發現異常的乳房病徵，就要及時到專業醫院檢查確診。

▲你知道嗎？根據中國抗癌協會的最新資料顯示：中國主要城市近十年來乳癌發病率成長了三七％，死亡率增加了三八‧九％，農村死亡率增加了三九‧七％。乳癌變如果能在早期發現，治療是比較容易的。反之，則會為患者帶來肉體和精神上的巨大痛苦。

十種女性最易患乳癌

隨著現代女性生活方式、飲食習慣以及環境因素的變化，一些新的女性生理特點相應出現，這為乳癌的發病提供了溫床，以下十種女性最易罹患乳癌：

（1）乳腺增生多年不癒。

（2）反覆做人工流產手術。

（3）常用激素類藥品或化妝品。

（4）有乳癌家族史。

(5) 未哺乳或哺乳過久。

(6) 肥胖或過多攝入脂肪。

(7) 精神抑鬱，經常生氣，心情不好。

(8) 反覆長期接觸各種放射線。

(9) 獨身未育或婚後不育。

(10) 十三歲前月經初潮或停經晚。

▲你知道嗎？乳癌的好發部位以乳房外上象限占多數。據有關資料統計，乳癌有六○％發生在外上象限；一二％發生在乳暈下；一二％發生在內上象限；一○％發生在外下象限；六％發生在內下象限；腫塊累及全乳，占滿全乳房者亦有。

男性也會得乳癌

事實上，科學家早就將男性乳癌納入醫學研究的領域。美國癌症協會網站最新公布的資料顯示，目前男性乳癌的發病數量，在所有男性癌症中占○‧二二％。因為目前對男性乳癌的研究不如對女性乳癌研究充分，因此專家認為這應該不是一個小數字，而且可能有更多的患者被漏檢，不在統計數據之內。男性患者約占乳癌患者的一％。

專家提醒，當男性乳房出現以下情況時，應該盡快去醫院進行進一步檢查。

（1）結塊和腫脹感。男性乳癌的主要症狀是乳房內腫塊常發生在乳暈周圍，質地較硬，邊界不清，表面往往不光滑，活動度較差。

（2）乳房皮膚凹陷，乳頭內陷，偶爾伴有乳頭溢血。疼痛有時不明顯，但如果發現乳頭出現回縮，且累及皮膚，都應該提高警惕。

（3）淋巴結腫大。乳腺腫瘤最大的特點就是容易轉移，所以如果發現腋下淋巴結長時間腫大也要特別小心。

專家指出男性應該如何預防乳癌：

（1）平時注意保持乳房的清潔衛生，養成乳房自我檢查的好習慣。

（2）隨時留意乳房出現的各種變化。如出現局部疼痛和壓痛現象，發現邊界不清的無痛性腫塊，乳頭向內凹陷，或有分泌物時，應立即到醫院進行相關諮詢與檢查。

（3）男性更喜歡滋補營養品，而大多數滋補品含有激素成分，要慎重選用。

正常男性的乳房發育程度很低，所以常常被遺忘，男性們幾乎從來不會想到自己的乳房還會出問題。其實，乳房作為身體的一個器官，男性也應對其重視才是。

▌泌尿生殖

泌尿系統：腎臟（形成尿的場所）；輸尿管、膀胱、尿道（排尿的通道）。生殖系統：男性生殖系統的器官有內生殖器（睪丸、附睪、輸精管、精囊腺和前列腺）、外生殖器（陰囊、陰莖）；女性生殖系統的器官有內生殖器（卵巢、輸卵管、子宮、陰道）、外生殖器（外陰）。

前列腺炎防治小訣竅

前列腺是男性泌尿生殖系統中最常出現問題的部位，常見於各年齡層男性的前列腺炎可分為慢性與急性，通常是由身體其他部位的細菌感染入侵前列腺所致。

前列腺炎可完全或部分阻礙尿液由膀胱流出，導致尿液滯留。如此造成膀胱膨脹、衰弱、易受感染（因積存尿液裡的細菌增加）。膀胱感染容易經由輸尿管傳至腎臟。急性前列腺炎的症狀是陰囊到直腸之間疼痛、發燒、頻尿且有灼熱感，尿液含血或膿。慢性前列腺炎的症狀則是頻尿及灼熱感，尿液帶血、陽痿。前列腺炎越嚴重，排尿越困難。

專家提醒，生活中養成一些好習慣對預防前列腺炎非常重要。具體如下：

（1）多排尿

這對男女來說都是不變的道理，同時也是腎臟保健的好方法。

（2）多喝水

多喝水就會多排尿，濃度高的尿液會對前列腺產生較多刺激，所以多喝水，以稀釋尿液的濃度。

（3）多放鬆

生活壓力可能會增加前列腺腫大的機會，臨床顯示，當生活壓力減緩，前列腺症狀多會舒緩。

（4）有規律的性生活

臨床顯示，每週三次或更多有規律的性生活可以緩解前列腺疾患，而讓前列腺排空的最佳方法莫過於有規律的性生活，許多中年夫妻通常會慢慢失去性生活，這對於前列腺保健十分不利。

（5）洗溫水澡

洗溫水澡可以舒緩肌肉與前列腺的緊張，因此可以減緩症狀。

（6）遠離咖啡因、辛辣食物與酒精

以上三種刺激性食物對身體的影響雖然因人而異，但為了健康最好遠離。

▲你知道嗎？男人前列腺有「八怕」：一怕菸酒，二怕受涼，三怕生氣，四怕損傷，五怕辛辣，六怕縱慾，七怕感染，八怕憋尿。

前列腺炎自我療養

得了前列腺炎也不必驚慌，只要及時治療就能痊癒。以下是專家提供的前列腺炎自我療養的好方法：

（1）多喝水

前列腺炎患者應多補充水分。每天喝三千毫升的水，以刺激尿流，如此可預防尿液滯留。

(2) 適量運動

運動也很重要。走路是很好的運動，但勿騎腳踏車，因為座椅會壓迫前列腺，加重病痛。

(3) 補充鋅

缺乏鋅與前列腺肥大有關。生的南瓜子含豐富的鋅，每天吃三十克的南瓜子，幾乎對所有前列腺毛病均有幫助。

(4) 小心性行為

當前列腺受感染或不適時，性行為會使症狀更嚴重，並延緩復原。

(5) 試試水療法

水療法能有效地增加前列腺部位的血液循環。

方法一是坐在熱水中（能忍受的最高溫）十五至三十分鐘，一天一至二次。

方法二是用溫水和冷水噴下腹及骨盆區域，以三分鐘熱，一分鐘冷的方式交替噴淋。

方法三是坐在熱水中，但將腳泡在冷水中，三分鐘後交換，坐在冷水中，將腳泡在熱水中一分鐘。

在慢性前列腺炎初期，有些患者會產生性功能亢奮的情況。這是因為發炎的刺激會引起精阜充血，導致陰莖經常性勃起。如果不加以控制，會使控制性活動的神經或神經中樞過於疲勞，加重病症。

泌尿疾病不是性病

專家提醒，泌尿疾病與性病是兩個截然不同的概念。

泌尿疾病是腎臟、輸尿管、膀胱和尿道等泌尿器官發生的疾病，如發炎、結石、腫瘤、藥物損傷等。前列腺增生、前列腺炎、性功能障礙等嚴格意義上屬男性病範疇，但泌尿疾病、男性病都不是性病。

性病是性傳播疾病的簡稱，是由不安全性交或不安全性行為引起的一種全身性傳染的一組發炎性疾病，包括梅毒、淋病、軟下疳、非淋菌性尿道炎、尖銳濕疣、生殖器疱疹、愛滋病等二十多種疾病。

現實生活中，不少患者本來就搞不清楚它們之間的區別，而一些不良廣告在宣傳上往往把泌尿疾病與性病放在一起，迷惑患者，使患者誤以為泌尿疾病就是性病，再加上隱私部位的不適難以啟齒，所以患者比較容易跟著廣告看病吃藥，那些貼在大街小巷的「男女泌尿性病一針包好」、「前列腺治療一次就好」的小廣告成了一些患者的首選。黑心診所利用泌尿疾病患者羞於啟齒的心理，把泌尿疾病說成是性病，誘導患者又是做披衣菌、黴漿菌檢查，又是打針吃藥，結果患者既花了冤枉錢又治不好病，還由此背上了沉重的壓力，有的患者甚至因此家庭破裂。

專家提醒，必須認識泌尿疾病與性病的區別，患病一定要到正規醫院檢查、治療。

夏季謹防尿路感染

尿路感染是夏季女性的多發病。如果在夏季的某一天出現了尿頻、尿急、尿痛的症狀，有時還伴有腰酸和小腹脹痛，那麼十之八九是患上尿路感染了。

尿路感染之所以愛在夏季找女性的麻煩，這與女性的生理解剖結構有一定關係。因為女性的尿道天生較短，尿道口在會陰部與肛門附近，細菌本來就容易侵入尿道，加上夏天氣溫高，人體出汗多，女性的外陰部汗腺又特別豐富，如果穿的內褲因質料質地選擇不當，就易使外陰局部長時間潮濕，此時細菌會繁殖得特別快，並乘虛而入，引起尿道發炎。

其實尿道炎是可以預防的，最重要的就是要多喝水。夏天經皮膚蒸發的水分比較多，雖然在冷氣房裡待著，但也不要等到口渴才想起來要喝水，大量運動出汗後更要及時補充水分，以免因飲水不足而造成尿量少而濃，以致不能及時把細菌等有害物質排出體外。為避免因過度勞累而降低身體對疾病的抵抗能力，哪怕是再繁忙，也應保證充足的睡眠。內褲以全棉為佳，不宜過小或太緊，比如現在市場上賣的那種丁字褲最好不要穿。

要注意個人衛生，勤洗澡，勤換內褲，大便後衛生紙應由前向後擦拭；性生活後排尿有利於沖走尿道口的細菌。如果平常也很注意個人衛生，但經常發生尿路感染，就應該去醫院檢查有無其他原因。尿路感染者長期拖著不治療，很可能會使發炎向上蔓延，引起膀胱、輸尿管甚至腎臟發炎。

懷孕必須具備的條件

懷孕又稱妊娠，是以卵子受精形成受精卵後在子宮內發育為開端。懷孕必須具備的基本條件有以下幾點：

（1）男子睪丸能產生足夠數量形態和活力均正常的精子，以及適宜精子生存的液體（精液），而且輸精管道通暢無阻。

（2）女子卵巢能產生正常的成熟卵子，而且輸卵管道通暢無阻。

（3）在女方排卵期前後一定時間內夫婦間進行正常的性生活，男女雙方的生殖器官構造和功能必須正常，以保證精子輸入女性生殖道與卵子結合而受精。

（4）子宮內環境適合受精卵的著床和繼續發育。

受孕是一個複雜的生理過程，受孕的前提條件缺一不可，只要有一個條件不正常，就會阻礙受孕，導致不孕症的發生。

精子數量減少的原因

十幾年前，丹麥科學家首次發現，在過去的五十年中男性精子數量減少了大約一半。如今，俄羅斯科學家仍然在致力於尋找精子減少的原因。英國《獨立報》最新文章，報導了科學家總結出的十項男性生殖「殺手」。

（1）速食食物

隨著現代人生活節奏的不斷加快，為了省時方便，越來越多的男性加入到食用速食的隊伍中。速食食物中含有很多大豆製品，但是大豆中含有一種類似於雌性激素的荷爾蒙，如果這種荷爾蒙的攝取量較大的話，會顯現出一些人類雌性激素的效果，進而誘發男性生殖問題。

(2) 開車

現代交通工具的發達，使車成為男性身分的一種展現。義大利研究人員發現計程車司機、職業車手、貨車司機的生殖能力下降最明顯。連續駕車超過二小時就足以損害男性精子品質。駕車時男性應該開車一小時就離開車內活動十分鐘。

(3) 交通汙染

空氣中的一氧化氮和鉛一類的汙染物質是男性生殖問題的另一殺手。科學家發現，每天在高速公路附近工作或生活六個小時以上的男性精子品質，明顯比同年齡的其他男性差。

(4) 筆記型電腦

長期有規律地使用筆記型電腦也會損害男性生殖健康，因為筆記型電腦工作時散發的熱會抑制精子的產生。因此使用筆記型電腦時，最好不要把它放在膝蓋上。

(5) 手機

匈牙利科學家研究認為，手機發出的輻射能夠殺死或損傷男性精子的三分之一。雖然這一結論沒有獲得共識，但不可否認的事實是，長期使用手機的男性，生殖能力的確比不使用的低。

(6) 抽菸

經常抽菸的男性不育的機率是從不吸菸男性的三倍，抽菸對三十至四十歲的男性生殖損害最大。但是，如果戒菸二個月，男性的精子品質會得到改善。

(7) 緊身褲和熱水浴

穿緊身內褲或者緊身的皮褲會誘發男性生殖問題。洗澡時水溫過高也會損害男性生殖健康。

（8）咖啡

咖啡也會傷害男性精子。咖啡中含有的咖啡因令精子不活躍，因此，英國科學家建議男性適量喝咖啡。

（9）不愛喝水

不愛喝水也會導致男性生殖問題。雖然科學家還沒有完全弄清缺水究竟是如何影響男性生殖健康的，但是事實顯示愛喝水的男性生殖能力更強。

（10）喜吃海鮮

科學家發現，因為海洋受到工業汙染，所以海鮮中含有過多的對生殖有害的化學物質汞。因此，過多食用海鮮會令血液中的汞含量增高，最後導致男性不育。

▲你知道嗎？精液是由精囊腺和前列腺分泌的黏液及睪丸產生的精子組成。精子很小，長約六十微米，只有用顯微鏡才能看到，形狀似蝌蚪，有長尾，能游動。

缺鋅的男性生育能力差

國外的研究顯示，一部分男性不育患者的生育障礙與體內微量元素的缺乏有關，其中鋅的作用尤其重要，它不僅參與精子的構成，還和精子的出生、發育、成熟有密切的關係。

專家指出，鋅與精液的品質及密度呈正比，缺鋅會影響精子的代謝與活力，進而「耽誤」睪丸的發育。當鋅不足時，會直接「傷害」到前列腺組織，而精液中包含三分之一的前列腺液，這樣也導致了精液液化不良，降低精子的活力，進而影響受精的過程。

男性若想提高自己的生育能力，別忘了補充鋅。成年男性每天需要的鋅為十五毫克，但由於吸收的量通常會小於補充量，因此，每天最好補充大於十五毫克的鋅。一般來說，補鋅分為兩種方式：一種是口服鋅製劑；另一種是吃一些含鋅的食物，如海產、蘋果、香蕉等。

專家提醒，鎂也能提高精子的活力，所以在補鋅的同時，還要注意補充鎂，以達到「雙管齊下」的效果，富含鎂的食物為豆類、紫菜、燕麥等。

女性不孕不育的七大症狀

女性不孕不育有跡可循，下列便是女性不孕不育的七大症狀：

（1）月經紊亂

月經週期改變：月經提早或延遲。

經量改變：經量過多、過少。

經期延長：常見於黃體功能不全及子宮內膜炎。

（2）閉經

年齡超過十八歲尚無月經來潮，或月經來潮後又連續停經超過六個月。閉經引起的不孕為數不少。後者按病變部位又有子宮性、卵巢性、腦下垂體性、下視丘性之分。

（3）生理痛

子宮內膜異位、骨盆腔炎、子宮肌瘤、子宮發育不良、子宮位置異常等疾病存在時，會出現行經腹痛。

（4）月經前後諸症

少數婦女月經前後週期性出現的「經前乳脹」、「經行頭痛」、「經行泄瀉」、「經行浮腫」、「經行發熱」、「經行口糜」、「經前面部痤瘡」、「經行風疹塊」、「經行抑鬱或煩躁」等一系列症狀，常因內分泌失調而黃體功能不全引起，常會導致不孕。

（5）白帶異常

有陰道炎、子宮頸炎（宮頸糜爛）、子宮內膜炎、子宮附屬器炎、骨盆腔炎及各種性傳播疾病存在時會出現白帶增多、色黃、有氣味、呈豆腐渣樣或水樣，或伴外陰癢、痛等，而這些疾病又會不同程度地影響受孕。

（6）腹痛

慢性下腹、兩側腹隱痛或腰薦痛常常是在有骨盆腔炎、子宮肌炎、卵巢炎、子宮內膜異位症、子宮、卵巢腫瘤時出現。

（7）溢乳

非哺乳期乳房自行或擠壓後有乳汁溢出，多表示有下視丘功能不全、腦下垂體腫瘤、泌乳素瘤或原發性甲狀腺功能低下、慢性腎功能衰竭等疾病，也可以由避孕藥及利血平等降血壓藥引起。溢乳常常合併閉經導致不孕。

▲你知道嗎？在受孕的第一個月，孕婦不會感覺到新生命的開始。但是，有一些重要的徵兆，會提醒育齡女性可能懷孕了：月經不來潮，胃口的變化、乳房的變化、尿頻的情形，或精神疲乏。

國家圖書館出版品預行編目（CIP）資料

自體照料免求醫完全手冊 / 劉燁 , 劉富海 主編 . -- 第一版 .
-- 臺北市：崧燁文化 , 2019.11
面；　公分
POD 版

ISBN 978-986-516-171-2(平裝)

1. 健康法

411.1　　　　　　　　　　　　　　　　　108018859

書　　　名：自體照料免求醫完全手冊

作　　　者：劉燁 , 劉富海主編

發 行 人：黃振庭

出 版 者：崧燁文化事業有限公司

發 行 者：崧燁文化事業有限公司

E - m a i l：sonbookservice@gmail.com

粉 絲 頁：　　　　　　　網 址：

地　　　址：台北市中正區重慶南路一段六十一號八樓 815 室

8F.-815, No.61, Sec. 1, Chongqing S. Rd., Zhongzheng

Dist., Taipei City 100, Taiwan (R.O.C.)

電　　　話：(02)2370-3310 傳　真：(02) 2388-1990

總 經 銷：紅螞蟻圖書有限公司

地　　　址: 台北市內湖區舊宗路二段 121 巷 19 號

電　　　話:02-2795-3656 傳真 :02-2795-4100　　　網址：

印　　　刷：京峯彩色印刷有限公司（京峰數位）

　　本書版權為千華駐讀書堂出版社所有授權崧博出版事業有限公司獨家發行電子
書及繁體書繁體字版。若有其他相關權利及授權需求請與本公司聯繫。

定　　　價 350 元

發行日期：2019 年 11 月第一版

◎ 本書以 POD 印製發行